涪陵古本仲景傷寒雜病論

汉·张仲景 著
熙霞子 姚建飞 整理

全国百佳图书出版单位
中国中医药出版社
·北京·

率真書齋

庚子年冬至率真書齋
依據民國石印本校印

晉太醫令王叔和撰
唐代隱士孫思邈述

涪陵古本

仲景傷寒雜病論

論自明代出現
民國甲戌初印

劉鏡沅題

率真書齋

涪陵古本仲景傷寒雜病論整理說明

此次出版的涪陵古本仲景傷寒雜病論由民國劉鎔經首獲於四川涪陵地區。原書封面作古本傷寒雜病論。經劉鎔經細考、得知為王叔和、孫思邈所傳、如獲至寶。遂于文前增加辨正凡例、古今本症方比較相差表、古今本真偽辨正表。並邀劉鏡沅題字涪陵古本仲景傷寒雜病論、晉太醫令王叔和校、唐代隱士孫思邈述。後於民國甲戌年在重慶石印公世。適值戰亂、屢經劫火、至今留存者寥若晨星。以目前所知、除率真書齋外、唯重慶圖書館藏有一本。本書即以此石印本為底本進行原版原字原大校排。正文字體統一替換為華康絲柳、古樸典雅、既保持了原書的風格和內容、也避免了原書內容模糊不易辨識的弊端、以達影印本之效果。本書以內頁題字涪陵古本仲景傷寒雜病論為書名、原書文字一概不改、僅對書籍中可能有誤及尚待商榷之處給予天頭批註、以便後人能一覽古書原貌、使醫聖心法、藥王心得於世間重傳。

率真書齋　庚子年仲冬月

較述疑為校述

罔原書不清楚其他校對本為同

仲景醫論　方書之祖　濟世活人　獨有千古　傳至宋元
真本莫覩　傷寒金匱　改題何苦　變亂篇章　殘缺莫補
幸得此本　古洞埋藏　有明發現　雖美弗彰　借鈔誦悉
本出晉唐　叔和思邈　較述周詳　書名仍舊　無事更張
既廣其論　尤多其方　較諸成註　提綱不罔　比之林本
無此宏通　誰隱其秘　誰啟其封　殆有天意　存乎其中
歷年數百　反始歸宗　一傳此論　振瞶發聾　能醫書偽
能醫醫庸　以之醫病　立奏膚功　昌明醫學　一道同風

傳印者題要

原序

余每覽越人入虢之診，望齊侯之色，未嘗不慨然歎其才秀也。怪當今居世之士，曾不留神醫藥，精究方術，上以療君親之疾，下以救貧賤之厄，中以保身長全，以養其生。但競逐榮勢，企踵權豪，孜孜汲汲，惟名利是務，崇飾其末，忽棄其本，華其外而悴其內。皮之不存，毛將安附焉？卒然遭邪風之氣，嬰非常之疾，患及禍至，而方震慄，降志屈節，欽望巫祝，告窮歸天，束手受敗。賫百年之壽命，持至貴之重器，委付凡醫，恣其所措。咄嗟嗚呼！厥身以斃，神明消滅，變為異物，幽潛重泉，徒為啼泣。痛夫！舉世昏迷，莫能覺悟，不惜其命，若是輕生，彼何榮勢之云哉？而進不能愛人知人，退不能愛身知己，遇災值禍，身居危地，蒙蒙昧昧，蠢若遊魂。哀乎！趨世之士，馳競浮華，不固根本，忘軀徇物，危若水谷，至於是也。余宗族素多，向餘二百，建安紀年以來，猶未十稔，其死亡者三分有二，傷寒者十

水谷疑為冰谷

居其七感往昔之淪喪傷橫夭之莫救乃勤求古訓博采眾方撰用素問九卷八十一難陰陽大論胎臚藥錄并平脈辨症為傷寒雜病論合十六卷雖未能盡愈諸病庶可以見病知源若能尋余所集思過半矣夫天布五行以運萬類人稟五常以有五藏經絡府俞陰陽會通元冥幽微變化難極自非才高識妙豈能探其理致哉上古有神農黃帝岐伯伯高雷公少俞少師仲文中世有長桑扁鵲漢有公乘陽慶及倉公下此以往未之聞也觀今之醫不念思求經旨以演其所知各承家技終始順舊省疾問病務在口給相對斯須便處湯藥按寸不及尺按手不及足人迎趺陽三部不參動數發息不滿五十短期未知決診九候曾無髣髴明堂闕庭盡不見察所謂窺管而已夫欲視死別生實為難矣孔子云生而知之者上學則亞之多聞博識知之次也余宿尚方術請事斯語

漢長沙太守南陽張機仲景撰

元冥當作玄冥因避玄宗諱

古本傷寒雜病論序

慨自軒岐學晦，湯液經亡，長桑扁鵲，世不嘗有，越人和緩，僅於春秋時一見即隱，後此未之聞焉。洎乎漢末，有醫中聖人張仲景出，繼往開來，作傷寒雜病論，為萬世方書之祖。傳十有七代，註疏不下百家，論中承偽踵誤，有大相齟齬者，竟無人晰其疑而正其謬，抑又何哉。嘗攷仲景名機，南陽郡涅陽人也。漢靈帝時舉孝廉，官至長沙太守，嘗學醫於同郡張伯祖，盡得其傳。論成，華佗讀而善之曰：此真活人書也。故仲景黃素，元化綠帙，并有名稱。傳至于宋，改題曰金匱玉函。時以卷多文繁，而有刪本二：一就原書合為三卷，題曰金匱玉函要畧方；一就原書存脈法、六經治法、諸可不可等篇十卷，題曰傷寒論，削去雜病二字，即今本傷寒論也。宋林億又於三卷中去上卷，而分中下二卷為三卷，改題曰金匱方論，即今本金匱要畧也。吁，一再改題，任意分合，論之真本亡矣。今幸涪陵庠內張齊五氏鈔存仲景醫論總綱一卷雜病論九卷其餘傷寒六卷除與他本從同外鈔粘陳修園傷寒淺註年湮代遠粘條盡遺而真本又不全也然即以所存十卷與宋元後本較亦迥不相侔叩所自來曰得之前清咸同間由墊江來涪之袁醫士醫士得自明代墊邑某洞土中石櫃所藏也一時傳鈔者或奉若神秘不肯輕易示人或遵行惟謹恃為獨得之奇故世鮮知之亦少見之民國癸亥借鈔展玩深以只得半部雜病失去傷寒為恨及訪諸袁醫士之徒陳某後裔家藏本始鈔其全夕攷朝稽百讀不厭方知此本為晉太醫令王叔和所較唐隱士孫思邈所述洵晉唐以前真本也至於篇章之次第首列藏府經絡為傷寒雜病綱領其論傷寒也不類症不類方惟類以法及論雜病也既多其症且多其方他本誤一症為二方者而此本只有一方他本誤數症為一方者而此本確係數方他本謂為有錯簡者而此本較為精確他本謂為殘

缺而脫落者此本較為明備而周詳豈非千數百年來未傳之真本哉夫豐城之劍豈能長埋孔壁之書終顯於世然則此本之傳也殆如張茂先云神物終當有合但須待時而顯耳今其時乎天下事合久必分者亦分久必合此古今之通論也不意活人方書自漢末迄今亦有合分之感焉方其合也機杼一家藉闡陰陽之秘及其分也門戶各別遂開傾軋之風一合一分關係至重吾不解名醫代出竟聽改雜病為金匱而卒無廢金匱為雜病用復書名之舊良可歎矣孔子曰名不正則言不順若為斯論慨言之也明趙開美据成本合刻傷寒金匱名曰仲景全書後世遵之以為本論原文然究不如仲景自著之書自署之名自分之卷自序之曰為傷寒雜病論十六卷是誠難得而可貴也噫嘻玉函之要不無諞傳石櫃之藏殆有天幸設余得此本仍效江南諸師秘仲景要方不傳吾恐淹沒仲景之真論也其患小醫遵偽本以誤人性命也其患更

大而滋深矣乃亟取成註傷寒林撰金匱及宋元後諸家註疏與叔和思邈較述之本逐條逐字一再審核擬得古今本凡例十則症方相差表及真偽辨正表各一道附諸序後俾學者覽之知此論作自聖人而較者述者皆晉唐賢明辨其謬譌正其變亂究其奧妙精微庶幾軒岐之學晦而復明湯液之經亡而復得依法診病審症立方世無夭札之虞民登仁壽之域此固作者之苦心抑亦較者述者及余所亟欲傳印之深意也歟民國甲戌七月既望古漢平劉鎔經序於雨春樓江天一覽軒時年七十有三

辨正凡例十則

一仲景傷寒雜病論原一書也傳至宋時改題曰傷寒論曰金匱要畧此書遂分而為二註疏家往往詳傷寒而畧金匱讀仲景論者亦然豈真讀一部傷寒即可廢諸書不讀而遂能通治百病耶此皆一書二名之誤也此本原一書一名俾學者一讀而盡全書斯道其庶幾乎

一世謂仲景醫論自晉王叔和編次後已非仲景原文此大誤也蓋叔和編次一語出晉皇甫謐甲乙經序本謂仲景自有原書叔和編次仲景以為脉經非謂仲景無成書由叔和始著錄也奈後世無識者流將脉經混入仲景論中致使叔和蒙編次之咎不亦冤乎此本為叔和所較固無平脉辨脉傷寒例可不可等篇叔和去古未遠豈未得真本而遂為之較正耶

一孫思邈為仲景後第一名醫著千金方傳世採取仲景雜病方論極多及著

千金翼方鈔錄傷寒方論十之八九。此本為思邈所述。則仲景原文思邈必見之早。知之稔矣。欲讀仲景論者。當以思邈述本為歸。

一痙濕暍病宋元後本多列在傷寒以後金匱以前。此本於傷寒以前列之。與千金翼本同。然翼本有症無方。且症亦不全。此本則有症有方。較翼本尤古矣。

一痙濕暍病是傷寒中之兼雜病者。五藏風寒是雜病中之兼傷寒者。互相辨論。其理愈明。合傷寒雜病為一書。是仲景立論宗旨。

一霍亂為雜病最險之症。今本皆列在陰昜以前。此本列在陰昜以後者。蓋傷寒論畢。雜病當從霍亂始也。

一北宋林億撰金匱要畧論仲景治雜病將。肘后外臺千金等書所述之仲景方列為附方。而此本悉入正文。且論症處方亦較詳明。蓋仲景漢末人。不能引晉唐以後方也。

致原作皆據上下文義改

一註傷寒論始於南宋成無己無己改太陽陽明提綱及治太陽病七法為上中下三篇變亂舊次已失本來面目矣自宋迄今凡註傷寒者無不依据成本成本一誤致諸家皆誤豈關人性命之書竟聽其一誤再誤而不思辨正乎得此本讀之以治傷寒而傷寒治以治雜病而雜病治以治傷寒而兼雜病雜病而兼傷寒者亦無不治也此本一傳自當先覩為快

一仲景治太陽病分七法始桂枝終雜療孫思邈謂仲師見太陽病篇病機錯雜為之設法關防合成一篇名曰雜療法欲使治太陽病者毫無遺義焉斯可耳故論治雜病亦有雜療方論婦科又有雜病篇悉是此意如謂仲景論病詳太陽而畧諸經豈諸經之病少於太陽耶而不知古人立法重在反隅太陽治法既明準此類推何患百病之不治哉是在善讀古本傷寒雜病論者

一醫宗金鑑据明趙開美所得無己註本撰次成書於傷寒金匱中增有存疑

正誤兩篇。使學者勿為偽本所惑。固矣然以此本較之。疑者間可釋其疑。而正誤篇中竟有適中其誤者。詎學識才智之不及歟。抑亦論之真本亡。無所依據。徒拘拘於文義不相連屬。竟以己意斷之也。甚矣。醫書之貴得真本也。

古今本症方比較相差表

古本斷自晉唐以前。今本斷自宋元以後

篇名	古本症論	古本方	今本症論	今本方	比較相差
藏府經絡	一六	一	一七	一	古本差救裏救表一條。因太陽雜療法重出。餘同。
痓濕暍病	二七	一一	二七	一一	症論方同
太陽篇	一八〇	八一	一八一	七〇	古本症差一條。今本差七方。
陽明篇	七七	一八	八〇	一〇	古本症差三條。今本差一方。
少陽篇	九	一	一〇	一	古本症差一條。方同。
太陰篇	八	二	八	二	症論方同。
少陰篇	四五	一八	四五	一四	症論同。今本差四方。
厥陰篇	五六	一六	五五	六	今本症差一條。方差十。
陰易病已後勞復篇	七	六	七	四	症論同。今本差二方。

霍亂病	一一	六	一一	三	症論同。今本差三方。
百合狐惑陰陽毒病	一四	一五	一三	一三	今本症差一條。方差二。
瘧病	七	六	五	六	今本症差二條。方同。
中風歷節脚氣	一八	一二	九	一二	今本症論差九條。方同。
血痹虛勞	二二	一一	一八	一〇	今本症論差四條。方差一。
肺痿肺癰欬嗽上氣	二六	一七	一三	一六	今本症論差十三條。方差一。
奔豚氣	五	三	五	三	症論方同。
胸痹心痛短氣	一〇	九	九	一〇	今本症差一條。方多一。
胸滿寒疝宿食	二九	一三	二六	一四	今本症差三條。方多一。
五藏風寒積聚	二四	三	二一	三	今本症差三條。方同。
痰飲欬嗽	四一	一八	三七	一八	今本症差四條。方同。

趺蹶亦作跌蹶

消渴小便不利淋病	一四	六	一三	六	今本症差一條。方同。
水氣病	三八	一一	四一	一〇	古本症差三條。方多一。首節古作一條。今作六條。
黃疸病	二五	七	二五	七	症論方同。
驚悸吐衂下血胸滿瘀血	三一	一〇	一六	五	今本症差十五條。方差五。
嘔吐下利	五八	二六	四八	二四	今本症差十條。方差二。
瘡癰腸癰浸淫瘡病	八	六	六	六	今本症差二條。方同。
趺蹶手指臂腫轉筋狐疝蚘蟲	七	五	七	五	症論方同。
婦人妊娠	二二	一六	一〇	九	今本症差十二條。方差七。
婦人產後	三一	三〇	一〇	八	今本症差二十條。方差二十二。
婦人雜病	六九	四五	二二	一三	今本症差四十七條。方差三十二。
小兒病	八	八	一	一	今本症差一。方差一。古本另立篇名。

雜療方	一五	二一	一五	二一	症論方同。
禽獸魚虫禁忌	一〇二	二一	一〇二	二一	同前。
果實菜穀禁忌	八八	一一	八八	一一	同前。
合計	一一五〇	四七八	一〇〇二	三七七	今本差古本症論一四九。方一零一。

說明

一世稱傷寒論為三百九十七法。一百一十三方。數固弗合。不甚相遠。然只半部耳。此表合全論計之。故相差如是。亦學者所當注意焉。

一古今本症論藥方。其中條文之分合是否適當。未敢稍參意見。然所列之方。係据原本方名目錄計之。間有不免重復者。俟暇日再較。以昭核實焉可也。

一凡書數目字。多鈔寫刻印。最易錯誤。閱者諒之。并希便中改正為荷。

古今本真偽辨正表

篇名	古本之真	今本之偽	辨正
藏府經絡	此篇係傷寒雜病全部綱領。應當列為第一。	今本列在傷寒以後。雜病以前。已失全部綱領。	即此可見論之前後淩亂甚矣。
	檕飪之邪從口入者。宿食也。（檕音撒。散也。是食之不熟者。飪音荏。是食之過熟者。不熟過熟之物。食之故有宿食也。）	檕飪之邪從口入者。宿食也。（諸家遵醫宗金鑒正誤。謂字典無檕字。是檕字之誤。音傾。側水也。檕飪者。飲食之邪也。）	只言宿食。未言宿飲。正誤亦誤。洵千餘年未傳之真本也。
痙濕暍病	暴脈長大者為欲解。本篇有痙病。脈沉細為難治之條。即可証明腹脹是脈長二字之誤。	暴腹脹大者為欲解。痙病是外因。腹脹是內因。腹既脹大。何以知其為欲解也。	腹脹是脈長之誤。唐宋後註疏諸家竟無有辨正者。

太陽篇		陽明	
太陽之為病。頭項強痛而惡寒。太陽病。其脈浮。脈浮非太陽提綱。	太陽病分七法治之。桂枝湯法。麻黃湯法。青龍湯法。柴胡湯法。承氣湯法。陷胸湯法。雜療法	陽明之為病。胃中寒也。古本提綱如是。是陽明之初病也。	寒實結胸。無熱症者。三物小白散主之。
太陽之為病。脈浮。頭項強痛而惡寒。成無已將脈浮二字上列在頭項強痛前。為一條。作提綱。	成無已將太陽病治法分為上中下三篇。無所取義。	陽明之為病。胃家實是也。以胃家實作提綱。是無已所改。	寒實結胸。無熱症者。三物小陷胸湯主之。白散亦可服
仲景論傷寒。專原其本始。六經提綱皆不言脈。脈浮當另是一條。	無已變亂舊次。後世竟遵之而不疑者。何哉。	陽明有三。正陽陽明。胃家實是也。不能作陽明提綱。	小陷胸湯有黃連。不能治寒實結胸。

篇			
	三陽合病。腹滿身重。難以轉側。口不仁。言語不經。而面垢。遺尿。發汗則譫語。	三陽合病。腹滿身重。難以轉側。口不仁。而面垢。譫語。遺尿。發汗則譫語。	言語不經。病較譫語稍輕。若曰譫語遺尿。何以解於發汗則譫語。俗本作言語向經。誤甚。
陰陽毒	陽毒病。其人身輕腰背痛煩悶不安狂言等症。脉浮大數者。升麻湯主之。	今本亡。	陽毒只兩症兩方。今遺此條。即非全文。
	陰毒病。其人身重背強腹中絞痛等症。甘草細辛湯主之。	今本亡。	陰毒只兩症兩方。今遺此條。亦非全文。
瘧	瘧病解。數日復發。此非瘧母。以日久極虛故也。鱉	今本亡。	論症處方。非醫中聖人不能道其

病	甲理中丸調之。		隻字。
	瘧多寒者名曰牡瘧。蜀漆散主之。牡蠣湯亦主之。	今本以牡蠣湯治牡瘧。附為外臺秘要方。	論為方書之祖。何能引為外臺方。
中風歷節	中風手足拘急。百節疼痛等症。獨活細辛三黃湯主之。	今本載為千金三黃湯治中風。手足拘急等症。	變易方名。稱為千金方。謬矣。
	中風痱。身體不能自收持等症。續命湯主之。	今本載為古今錄驗續命湯治風痱等症。	仲景著書。何能引古今錄驗方。
	頭風。大附子散摩之。若劇者。頭眩重苦極。不知食味。此屬風虛。煖肌補中益精氣。朮附湯主之。	今本只載頭風摩散方五字。朮附湯所治之症。又列為近效方。	仲景不能引用近效方。
	病如傷寒。先發熱惡寒。肢	今本亡。	古本分別歷節脚

衝原作却

脚氣		血痹虛	
疼痛。獨足腫大者。此非歷節。名曰脚氣等症一條。	病脚氣疼痛不可屈伸者。烏頭湯主之。服湯已。其氣衝心者。復與礬石湯浸之。	夫失精家。少腹弦急。陰頭寒。目眩髮落。脈極虛芤遲。為清穀亡血失精。桂枝龍骨牡蠣湯主之。脈得芤動微緊。男子失精。女子夢交。天雄散主之。若虛弱。發熱汗出。不眠。加減龍骨牡蠣湯主之。	虛勞不足。心中痛。食即氣咽。喜忘等症。龍骨鱉甲茯苓
	今本謂烏頭湯治脚氣疼痛不可屈伸。礬石湯治脚氣衝心。	夫失精家。少腹弦急。陰頭寒。目眩髮落。脈極虛芤遲。為清穀亡血失精。脈得諸芤動微緊。男子失精。女子夢交。桂枝龍骨牡蠣湯主之。	今本亡。
氣甚詳。此條決不可少。	今本分一條為兩條。大失治脚氣病本旨。	古本三症三方。今則混為一症二方。誤甚。醫宗金鑒正誤仍誤。	論症既詳。治方尤為精妙。

	丸主之。		
勞	虛勞不足。如大風狀等症。麻黃細辛附子續命湯主之。	今本亡。	此虛勞之行尸症。不可不知。
肺痿肺癰欬嗽上氣	振寒發熱(一)寸口脈數(二)寸口脈不出(三)肺痿。其人欲欬不欬(四)肺痿欬唾(五)欬而口中有津液(六)此六條古本有。	今本亡。	辨肺痿肺癰甚詳。此六條決不可少。今本亡之。其殘缺甚矣。
	炙甘草湯。甘草湯。生薑甘草湯。桂枝去芍藥加皂莢湯。桔梗白散。葦莖湯等湯症方皆入正論。	今本以炙甘湯。桔梗白散。症方列為外臺。其餘症方皆列為千金。	外臺千金。唐代醫書。仲景何能引用。明係外臺千金引用仲景。

五藏風寒積聚	五藏各有中風中寒。古本記載靡遺。洵是傷寒雜病論原文	今本脾藏只載中風。腎藏中風中寒俱不載。其錯落可知矣。	此本在北宋林億撰金匱要畧時已不可攷也。
	病有積有聚有檕氣。○古本檕字音穀。非水氣病。	今本遵醫宗金鑑正誤篇。謂康熙字典無檕字。檕字是檕字之誤。音傾。側水也。定為水氣病。	論著自東漢。檕字必是字典收落。
痰飲欬嗽	胸中有停痰宿水。自吐出。心胸間虛氣滿不能食。茯苓湯主之。	今本謂外臺茯苓飲治心胃中有停痰宿水等症。	本論症方引為外臺。非是。
	欬而時發熱。脈卒弦者。此為胃中寒實所致也。當吐之。	今本亡。	治欬用吐法。是仲景立法之善。
	病人一臂不遂。時復轉移著在一臂。飲在上焦等症。	今本亡。	此係痰飲與風症相混。不可不知。

水氣病	水之為病。脈沉者。宜麻黃附子湯。浮者宜杏子湯。	今本只載麻黃附子湯。遺杏子湯一方。	或謂杏子湯為麻杏甘石湯。非是。
	裏水者。一身面目黃腫。其脈沉。小便不利等症。越脾加朮湯主之。	今本亡。	此為水氣病要症要方。何可亡之。
驚悸吐衄下	問曰。病衄。連日不止。其脈何類。師曰。尺脈浮。目睛暈黃。衄未止。暈黃去。目睛慧了。知衄今止。	今本無問曰。病衄。連日不止。其脈何類。三句。	古本有問有答。文義乃全。較今本詳明多矣。
	衄血不止者。阿膠散主之。	今本亡。	是止衄血不可少方。
	先便後血。黃土白朮湯主之。吳茱萸桃花石湯亦主之。	今本只載黃土白朮湯。少吳茱萸桃花湯一方。	吳萸桃花石湯為治遠血必要方。

血胸滿瘀血	先血後便。赤小豆當歸散主之。續斷當歸散亦主之。	今本只載赤小豆當歸散。少續斷當歸散一方。	續斷當歸散為治近血必要方。
	心氣有餘。吐血衄血。瀉心湯主之。設屬亡血家。生地黃煎主之。	今本無設屬亡血家。生地黃煎主之二句。	生地黃煎為亡血家正對方。
	吐之後。煩躁悶者。當急吐之。三物瓜蒂散主之。	今本亡。	吐後煩躁欲吐。仍用吐法救之。
嘔	嘔而心下痞鞕者。大半夏湯主之。	今本亡。	論症的處方妙。烏可失之。
吐	胃反不能食。食入而吐者。大半夏湯主之。食已即吐者。大黃甘草湯主之。	胃反嘔吐者。大半夏湯主之。食已即吐者。大黃甘草湯主之。	古本是一條。有食入而吐。食已即吐之別。今本列為兩條。混甚。嘔吐非食入而吐也。

噦	乾嘔噦者。橘皮生薑湯主之。若手足厥者。橘皮桂枝乾薑湯主之。	乾嘔。噦若手足厥者。橘皮湯主之。	病變藥變。原是兩方。今本混為一症一方。誤甚。
	噦逆者。橘皮竹茹湯主之。設不差者。宜半夏竹茹湯。橘皮桂枝乾薑湯亦可服。	噦逆者。橘皮竹茹湯主之。今本只此一方。	不差後兩方。今本俱亡。脫誤太多。
下利	下利。胸刺痛。當治其肺。紫參湯主之。	下利肺痛。紫參湯主之。	今本只言下利肺痛。病情已非。
	氣利。訶黎勒散主之。若日久不差。宜長服訶黎勒丸。	氣利。訶黎勒散主之。今本只此一方。	初病用散。日久不差。宜用丸。
瘡	脈浮而數。身體無熱。其形		此論瘡癰之要。學

白原作百

癰腸癰浸淫瘡	嘿嘿胸中微燥。不知痛之所在。當發癰腫。	今本亡。	者宜知之。
	脈滑而數。數則為熱。滑則為實等症。排膿湯主之。排膿散亦主之。	今本只載兩方名。而亡其症。	此則有症有方。洵真本矣。
婦人妊娠	婦人妊娠宜常服當歸散。妊娠常服易產。胎無疾苦。產後百病悉主之。	婦人妊娠。宜常服當歸散主之。○今本只此二句。	不讀古本。何以知此方能治產後百病。
	妊娠。法當養胎。或苦痛。或心下毒痛。或心煩吐痛。不能飲食。或嘔。或渴。白朮散主之。	妊娠養胎。白朮散主之。○今本只此兩句。	今本論症未詳。不能盡此方治症之妙。

婦人產後	產後惡露不盡有六症。治法亦有六方。產後下利有六症。治法亦有六方。	惡露不盡六條。今本皆亡。○產後下利。只載下利極虛一條。餘症皆無。	惡露不盡為產後常有之症。下利為產後最險之症。曷可亡之。
婦人雜病	婦人胸滿。心下堅。咽中帖帖如有炙臠。半夏厚樸湯主之。	婦人咽中如有炙臠。半夏厚樸湯主之。	今本少胸滿。心下堅兩句。論症不詳。
	婦人陷經。漏下黑不解。膠薑湯主之。	林億謂諸本皆無此方。想是前妊娠中膠艾湯。謬甚。	膠薑湯宋時失攷。而此本獨存。
小兒病	小兒病症論八條。○方八首。	症論只一條。○方只一首。	古本另立一篇。今本亡症方亦脫落太甚。

洙原作沫

注　意

一仲景傷寒雜病論。原書名也。稱為古本。即真本。傷寒論金匱要畧。宋元以後書名也。稱為今本。即偽本。表中真偽之分以此。

一傷寒六經治法。古今本不甚相差。惟宋王洙得雜病方三卷於蠹簡中。名曰金匱玉函要畧方。明示人雜病之有殘缺也。茲得仲景雜病原文。合傷寒列表辨正之。其謬偽處。一見了然。

一雜病自霍亂以下。終於飲食禁忌。其中有症無方。或有方無症。或有症有方而錯誤太甚者。難以枚舉。得此表覽之。而錯誤悉正。

一語云寧醫十男子。勿醫一女人。盖言治婦病之難也。本論於婦病三篇。反覆辯駁。不遺餘力。其處方之妙。尤出人意表。故方中用鹿茸有五。皆為宋元後本所未載。世謂仲景治病不用鹿茸。猶未入仲景之門也。

傷寒雜病論

篇名目錄

趺原作跌

坊本皆為越婢湯唯此本為越脾湯

傷寒雜病論

方名目錄

青龍湯法　小柴胡湯　柴胡加芒硝湯　柴胡加大黃芒硝桑螵蛸湯　柴胡加龍骨牡蠣湯　柴胡桂枝湯　柴胡桂枝乾薑湯　大柴胡湯　以上七方太陽病用柴胡湯法

卷三

大承氣湯　小承氣湯　調胃承氣湯　桃核承氣湯　以上四方太陽病用承氣湯法　大陷胸丸　大陷胸湯　小陷胸湯　文蛤散　五苓散　三物小白散　半夏瀉心湯　十棗湯　大黃黃連瀉心湯　附子瀉心湯　生薑瀉心湯　甘草瀉心湯　赤石脂禹餘糧湯　旋覆代赭湯　桂枝人參湯　瓜蒂散　以上十六方太陽病用陷胸法　甘草乾薑湯　芍藥甘草湯　調胃承氣湯　四逆湯　陽旦湯　五苓散　茯苓甘草湯　桂枝湯　小建中湯　桂枝去芍藥加蜀漆牡蠣龍骨救逆湯　桂枝加桂湯　桂枝甘草龍骨牡蠣湯　抵當湯

抵當丸　白虎湯　白虎人參湯　黃芩湯　黃芩加半夏生薑湯　黃連湯　炙甘草湯（以上二十方太陽病雜療法）

卷四

大承氣湯　小承氣湯　梔子湯　白虎湯　猪苓湯　四逆湯　小柴胡湯　麻黃湯　桂枝湯　蜜煎導方　猪膽汁方　茵陳蒿湯　抵當湯　吳茱萸湯　五苓散　麻子仁丸　梔子柏皮湯　麻黃連翹赤小豆湯（以上十八方治陽明病）　小柴胡湯（以上一方治少陽病）

卷五

桂枝加芍藥湯　桂枝加大黃湯（以上二方治太陰病）　麻黃細辛附子湯　麻黃附子甘草湯　附子湯　桃花湯　吳茱萸湯　猪膚湯　甘草湯　桔梗湯　苦酒湯　半夏散及湯　白通湯　白通加猪膽汁湯　玄武湯　通脈四

茈胡一云狭叶柴胡据學者考證秦漢以前所用

卷八

八味丸　越脾加朮湯以上十二方治中風歷節脚氣病

卷九

黃耆桂枝五物湯　桂枝龍骨牡蠣湯　天雄散　加減龍骨牡蠣湯　黃耆建中湯　龍骨鱉甲茯苓丸　薯蕷丸　酸棗仁湯　大黃䗪蟲丸　麻黃細辛附子續命湯　獺肝散以上十一方治血痹虛勞病　甘草乾薑湯　炙甘草湯　甘草溫液湯　生薑甘草湯　桂枝去芍藥加皂莢湯　射干麻黃湯　皂莢丸　厚樸麻黃湯　澤漆湯　麥門冬湯　葶藶大棗瀉肺湯　小青龍湯　桔梗湯　桔梗白散　葦莖湯　越脾加半夏湯　小青龍加石膏湯以上十七方治肺痿肺癰欬嗽上氣　奔豚湯　桂枝加桂湯　茯苓桂枝甘草大棗湯以上三方治奔豚氣病　栝蔞薤白白酒湯　栝蔞薤白半夏湯　枳實薤白桂枝湯　茯苓杏仁甘草湯　橘皮枳實生薑湯　薏苡附子湯　桂枝生薑枳實湯

卷十一

卷十二

卷十三

趺原作跌

卷十四

散　葵子榆白皮湯　麥冬菰瓠根湯　當歸散　白朮散以上十五方治婦人妊娠
吳萸豬腎湯　羊肉湯　桃仁芍藥湯　羊肉當歸湯　枳實芍藥散　下瘀血湯　大黄乾漆湯　蒲黄湯　薑汁蜀椒湯　吳萸人參大黄湯　乾地黄湯　澤蘭湯　大黄甘草桂枝湯　吳萸桃仁湯　竹葉湯　三物黄芩湯　桂枝知母黄芩湯　桂枝吳萸地黄湯　黄芩知母桂枝地黄湯
黄耆當歸桂枝湯　竹皮大丸　阿膠湯　當歸乾薑湯　白頭翁加甘草阿膠湯　桂蜜桃花石湯　葱豉地黄羊肉湯　內補當歸建中湯以上二十七方
治婦人產後病

卷十五

半夏厚樸湯　甘麥大棗湯　溫經湯　土瓜根湯　膠薑湯　甘草乾薑
馬通湯　甘草朮附馬蹏湯　竹茹地榆蒲黄湯　禹餘糧散　薑灰蒲黄

卷十六

傷寒雜病論卷一

漢張機仲景著

西晉太醫令高平王叔和校本

唐華原太白山隱士孫思邈述

漢平劉鎔經傳印

辨藏府經絡先後病脈證篇第一

夫人稟五常，因風氣而生長。風氣雖能生萬物，亦能害萬物，如水能浮舟，亦能覆舟。若五藏元真通暢，人即安和。客氣邪風，中人多死。千般疢難，不越三條：一者，經絡受邪，入藏府，為內所因也；二者，四肢九竅，血脈相傳，壅塞不通，為外皮膚所中也；三者，房室、金刃、蟲獸所傷。以此詳之，病由都盡。若人能慎養，不令邪氣干忤經絡；適中經絡，未流傳藏府，即醫治之；四肢纔覺重滯，即導引、吐納、鍼灸、膏摩，勿令九竅閉塞；更能勿犯王法、禽獸災傷；房室勿令竭乏，服食節其冷熱苦酸辛甘，不遺形體有衰，病則無由入其腠理。腠者，是三焦通會元真之處。

為血氣所注理者是皮膚藏府之文理也

問曰上工治未病何也師曰夫治未病者見肝之病知肝傳脾當先實脾四季脾王不受邪即勿補之中工不曉相傳見肝之病不解實脾惟治肝也夫肝之病補用酸助用焦苦益用甘味之藥調之酸入肝焦苦入心甘入脾脾能傷腎腎氣微弱則水不行水不行則心火氣盛心火氣盛則傷肺肺被傷則金氣不行金氣不行則肝氣盛故實脾則肝自愈此治肝補脾之要妙也肝虛則用此法實則不在用之經曰虛虛實實補不足損有餘是其義也餘藏準此

問曰病人有氣色見於面部願聞其說師曰鼻頭色青腹中痛苦冷者死鼻頭色微黑者有水氣色黃者胸上有寒色白者亡血也設微赤非時者死其目正圓者痓不治又色青為痛色黑為勞色赤為風色黃者便難色鮮明者有留飲

師曰病人語聲寂寂然喜驚呼者骨節間病語聲喑喑然不徹者心膈間病語

聲啾啾然細而長者。腹中病。

師曰。息搖肩者、心中堅。息引胸中上氣者、欬。息張口。短氣者、肺痿吐沫。

師曰。吸而微數。其病在中焦。實也。當下之則愈。虛者不治。在上焦者。其吸促。在下焦者、其吸遠。此皆難治。呼吸動搖振振者、不治。

師曰。寸口脈動者。因其王時而動。假令肝王色青。四時各隨其色。肝色青而反色白。非其時色脈。皆當病。

問曰。有未至而至。有至而不至。有至而不去。有至而太過。何謂也。師曰。冬至之後。甲子夜半少陽起。少陽之時陽始生。天得溫和。以未得甲子。天因溫和。此為未至而至也。以得甲子。而天未溫和。為至而不至也。以得甲子。而天大寒不解。此為至而不去也。以得甲子。而天溫如盛夏五六月時。此為至而太過也。

師曰。病人脈浮者在前。其病在表。浮者在後。其病在裏。腰痛背強不能行。必短氣而極也。

問曰。經云、厥陽獨行。何謂也。師曰。此為有陽無陰。故稱厥陽。

問曰。寸脈沉大而滑。沉則為實。滑則為氣。實氣相摶。厥氣入藏即死。入府即愈。此為卒厥。何謂也。師曰。唇口青。身冷。為入藏即死。如身和。汗自出。為入府即愈。

問曰。脈脫入藏即死。入府即愈。何謂也。師曰。非為一病。百病皆然。譬如浸淫瘡。從口起流向四肢者、可治。從四肢流來入口者、不可治。病在外者可治。入裏者即死。

問曰。陽病十八。何謂也。師曰。頭痛、項、腰、脊、臂、脚掣痛。陰病十八。何謂也。師曰。欬上氣、喘、噦、咽、腸鳴、脹滿、心痛、拘急。五藏病各有十八。合為九十病。人又有六微。微有十八病。合為一百八病。五勞、七傷、六極、婦人三十六病。不在其中。清邪居上。濁邪居下。大邪中表。小邪中裏。槃飪之邪。從口入者。宿食也。五邪中人。各有法度。風中於前。寒中於暮。濕傷於下。霧傷於上。風令脈浮。寒令脈急。霧傷皮腠。濕流關節。食傷脾胃。極寒傷經。極熱傷絡。

夫病痼疾。加以卒病。當先治其卒病。後乃治其痼疾也。

師曰。五藏病、各有所得者愈。五藏病、各有所惡。各隨其所不喜者為病。病者、素不應食。而反暴思之。必發熱也。

夫諸病在藏。欲攻之。當隨其可得而攻之。如渴者。小便不利。與豬苓湯。餘倣此。

辨痙濕暍病脉症篇第二

論曰。傷寒與痙病、濕病、及熱暍相濫。故敘而論之。

病者身熱足寒。頸項強急。惡寒。時頭熱面赤。目脉赤。獨頭動搖。卒口噤。背反張者。痙病也。若發其汗者。寒濕相搏。其表益虛。即惡寒甚。發其汗已。其脉如蛇。暴脉長大者、為欲解。脉如故、反伏弦者、痙。

夫痙脉、按之緊如弦。直上下行。

太陽病。發熱無汗。惡寒者。名曰剛痙。

太陽病。發熱汗出。不惡寒者。名曰柔痙。

太陽病。發熱。脉沉而細者。名曰痙。為難治。

太陽病。發汗太多。因致痙。

瘡家雖身疼痛。不可發汗。汗出則痙。

几長沙本為几原書為几下同

痓病有灸瘡難治。

太陽病其症備身體強几几然脈反沉遲者此為痓栝蔞桂枝湯主之。

栝蔞桂枝湯方

栝蔞根二兩 桂枝三兩 芍藥三兩 甘草二兩

生薑三兩 大棗十二枚

合六味以水九升煮取三升分溫三服取微汗汗不出食頃啜熱粥發之。

太陽病無汗而小便反少氣上衝胸口噤不得語者欲作剛痓葛根湯主之。

葛根湯方

葛根四兩 麻黃三兩去節 桂枝二兩 芍藥二兩

甘草二兩炙 生薑三兩 大棗十二枚

合七味㕮咀以水七升先煮麻黃葛根減二升去沫內諸藥煮取三升去滓

溫服一升。覆取微似汗。不須啜粥。餘如桂枝湯法。將息及禁忌。

痓為病。胸滿口噤。臥不着席。腳攣急。必齘齒。可與大承氣湯。

大承氣湯方

大黃四兩酒洗　厚樸半升炙　枳實五枚炙　芒硝三合

合四味。以水一斗。先煮二物。取五升。去滓。內大黃。煮取二升。去滓。內芒硝。更上火微一二沸。分溫再服。得下止服。

太陽病。關節疼痛而煩。脈沉而細者。此名中濕。亦名濕痹。濕痹之候。小便不利。大便反快。但當利其小便。

濕家之為病。一身盡疼。發熱。身色如熏黃也。

濕家。其人但頭汗出。背強。欲得背覆向火。若下之早則噦。或胸滿。小便不利。舌上如胎者。以丹田有熱。胸上有寒。渴欲得水而不能飲。則口燥煩也。

斗原作升，據文義改

如胎當作如苔

濕家下之，額上汗出，微喘，小便不利者，死。若下利不止者，亦死。

問曰：風濕相搏，一身盡疼痛，法當汗出而解，值天陰雨不止，醫云此可發汗，汗之病猶不愈者，何也？答曰：發其汗，汗大出者，但風氣去，濕氣在，是故不愈也。若治風濕者，發其汗，但微微似欲汗出者，則風濕俱去也。

濕家，病身疼痛，發熱，面黃而喘，頭痛，鼻塞而煩，其脈大，自能飲食，腹中和，無病。病在頭中寒濕，故鼻塞，內藥鼻中則愈。

濕家身煩疼，可與麻黃加朮湯發其汗為宜，慎不可以火攻之。

麻黃加朮湯方

麻黃三兩　桂枝二兩　甘草二兩，炙　杏仁七十粒，去皮尖

白朮四兩

合五味，以水九升，先煮麻黃，減二升，去上沫，內諸藥，煮取二升半，去滓，溫服

挫當作剉
匕原作七
據文義改

八合覆取微似汗。

病者、一身盡疼發熱日晡所劇者、名風濕此病傷於汗出當風或久傷取冷所致也可與麻黄杏仁薏苡甘草湯。

麻黄杏仁薏苡甘草湯方

麻黄半兩　甘草一兩炙　薏苡仁半兩　杏仁十枚去皮尖炒

合四味以水一盞煮八分去滓溫服有微汗避風。

風濕脈浮身重汗出惡風者防己黄耆湯主之。

防己黄耆湯方

防己一兩　甘草半兩炙　白朮七錢半　黄耆一兩一分去蘆

右挫麻豆大每服五錢匕生薑四片大棗一枚水盞半煎八分去滓溫服良久再服○附加減法○喘者加麻黄半兩○胃中不和者加芍藥三分○氣

上衝者，加桂枝三分。下有陳寒者，加細辛三分。服後當如蟲行皮中，從腰下如水。後坐被上，又以一被繞腰以下，溫令微汗，差。

傷寒八九日，風濕相搏，身體疼痛，不能轉側，不嘔不渴，脈浮虛而澀者，桂枝附子湯主之。若其人大便鞕，小便自利者，桂枝附子去桂加白朮湯主之。

桂枝附子湯方

桂枝四兩　生薑三兩　附子三枚　甘草二兩炙　大棗十二枚

合五味，以水六升，煮取二升，去滓，分溫三服。

桂枝附子去桂加白朮湯方

白朮二兩　附子二枚半　甘草一兩炙　生薑一兩半　大棗六枚

合五味，以水三升，煮取一升，去滓，分溫三服。一服覺身痹，半日許再服，三服都盡，其人如冒狀，勿怪，即是朮附并走皮中，逐水氣未得除故耳。

風濕相搏，骨節煩疼，掣痛不得屈伸，近之則痛劇，汗出氣短，小便不利，惡風不欲去衣，或身微腫者，甘草附子湯主之。

甘草附子湯方

甘草二兩，炙　白朮二兩　附子二枚　桂枝四兩

合四味，以水六升，煮取三升，去滓，溫服一升，日三服。初服得微汗則解，能食，汗出復煩者，服五合，恐一升多者，服六七合為妙。

太陽中暍，發熱惡寒，身重而疼痛，其脈弦細芤遲，小便已，洒洒然毛聳，手足逆冷，小有勞身即熱，口開，前板齒燥，若發其汗則惡寒甚，加溫鍼則發熱甚，數下之則淋甚。

太陽中熱者，暍是也，汗出惡寒，身熱而渴，白虎加人參湯主之。

白虎人參湯方

知母六兩　石膏一斤碎　甘草二兩　粳米六合　人參三兩

合五味，以水一斗，煮米熟湯成，去滓，溫服一升，日三服。

太陽中暍，身熱疼重，而脈微弱，此以夏月傷冷水，水行皮中所致也，一物瓜蒂湯主之。

一物瓜蒂湯方

瓜蒂二十枚

右剉，以水一升，煮取五合，去滓，頓服。

傷寒雜病論卷二

辨太陽病用桂枝湯法脈症篇第三

太陽之爲病，頭項強痛而惡寒。

太陽病，其脈浮。

太陽病，發熱汗出而惡風，其脈緩，爲中風。

太陽中風，發熱而惡寒。

太陽病，三四日不吐下，見芤，乃汗之。

夫病有發熱而惡寒者，發於陽也；不熱而惡寒者，發於陰也。發於陽者七日愈，發於陰者六日愈，以陽數七，陰數六，故也。

太陽病，頭痛至七日以上自愈者，其經竟故也。若欲作再經者，鍼足陽明，使經不傳則愈。

太陽病欲解時從巳盡未。

風家表解而不了了者十二日愈。

太陽中風陽浮而陰濡弱浮者熱自發濡弱者汗自出濇濇惡寒淅淅惡風翕翕發熱鼻鳴乾嘔者桂枝湯主之。

太陽病發熱汗出此為榮弱衛強故使汗出欲救邪風桂枝湯主之。

太陽病頭痛、發熱、汗出、惡風桂枝湯主之。

太陽病項背強几几而反汗出惡風桂枝湯主之。

太陽病下之其氣上衝可與桂枝湯不衝不可與之。

太陽病三日已發汗、吐下、溫針、而不解此為壞病桂枝湯、復不中與也觀其脈症知犯何逆隨症而治之。

桂枝湯、本為解肌其人脈浮緊發熱無汗不可與也常識此、勿令誤也。

濃當作膿

酒客不可與桂枝湯得之則嘔酒客不喜甘故也

服桂枝湯吐者其後必吐濃血

太陽病初服桂枝湯而反煩不解者當先刺風池風府乃卻與桂枝湯則愈

太陽病外症未解其脈浮弱當以汗解宜桂枝湯

太陽病下之微喘者表未解故也宜桂枝湯

太陽病有外症未解不可下之下之為逆解外宜桂枝湯

太陽病先發汗不解、而下之其脈浮不愈浮為在外、而反下之故令不愈今脈浮、故在外當解其外則愈宜桂枝湯

病常自汗出此為榮氣和、衛氣不和故也榮行脈中衛行脈外復發其汗衛和則愈宜桂枝湯

病人藏無他病時發熱自汗出而不愈此衛氣不和也先其時發汗愈宜桂枝湯

傷寒、不大便六七日。頭痛有熱。與承氣湯。其大便反清。此為不在裏。故在表也。當發其汗。頭痛者必衄。宜桂枝湯。

傷寒、發汗已解。半日許復煩。其脈浮數。可復發其汗。宜服桂枝湯。

傷寒、醫下之後。身體疼痛。清便自調。急當救表。宜桂枝湯。

太陽病、未解。其脈陰陽俱停。必先振汗出而解。但陽微者、先汗之而解。宜桂枝湯。

太陽病、未解。熱結膀胱。其人如狂。其血必自下。下者即愈。其外未解。尚未可攻。當先解其外。宜桂枝湯。

傷寒、大下後。復發汗。心下痞、惡寒者。不可攻痞。當先解表。宜桂枝湯。

桂枝湯方

桂枝　芍藥　生薑各三兩　甘草二兩炙　大棗十二枚

合五味、㕮咀。以水七升。微火煮取三升。去滓。適寒溫服一升。服已、須臾啜熱稀粥一升餘、以助藥力。溫覆令一時許。通身漐漐。微似有汗者益佳。不可令如水流漓。病必不除。若一服汗出病差。停後服。不必盡劑。若不汗更服。依前法。又不汗、後服。當小促其間。半日許令三服盡。若病重者。一日一夜服。周時觀之。服一劑盡。病症猶在者。更作服。若汗不出者。乃服至二三劑。禁生冷、粘滑、肉麵、五辛、酒酪、臭惡等物。

喘家、有汗。作桂枝湯加厚樸杏仁佳。

桂枝加厚朴杏子湯方

於桂枝湯內。加厚樸二兩。杏仁五十枚。去皮尖餘依前法。

太陽病、發其汗。遂漏而不止。其人惡風。小便難。四肢微急。難以屈伸。桂枝加附子湯主之。桂枝中加附子一枚。炮、即是。

太陽病、下之。其脈促胸滿者。桂枝去芍藥湯主之。若微寒者。桂枝去芍藥加附子湯主之。桂枝去芍藥湯中加附子一枚即是。

太陽病、得之八九日如瘧。發熱而惡寒。熱多而寒少。其人不嘔。清便欲自可。一日再三發。其脈微緩者、為欲愈。脈微而惡寒者。此為陰陽俱虛。不可復吐下發汗也。面色反有熱者、為未欲解。以其不能得汗出。身必當癢。桂枝麻黃各半湯主之。

桂枝麻黃各半湯方

桂枝一兩十六銖　芍藥　生薑　甘草炙　麻黃各一兩

大棗四枚　杏仁二十四枚去皮尖

合七味。以水五升。先煮麻黃一二沸。去上沫。內諸藥。煮取一升八合。去滓。溫服六合。本云、桂枝湯三合。麻黃湯三合。併為六合。頓服。

服桂枝湯、大汗出。若脈洪大。與桂枝湯。其形如瘧。一日再發。汗出便解。宜桂枝二麻黃一湯。

桂枝二麻黃一湯方

桂枝一兩十七銖　麻黃十六銖　生薑　芍藥各一兩六銖

甘草一兩二銖炙　大棗五枚　杏仁十六枚去皮尖

合七味。以水七升。煮麻黃一二沸。去上沫。內諸藥。煮取二升。去滓。溫服一升。日再服。本云、桂枝湯二分。麻黃湯一分。合為二升。分二服。今合為一方。

太陽病、發熱惡寒。熱多寒少。脈微弱。則無陽也。不可發汗。桂枝二越脾一湯主之。

桂枝二越脾一湯方。

桂枝　芍藥　甘草炙　麻黃各十八銖

生薑一兩三銖　石膏二十四銖碎　大棗四枚

合七味。以水五升。先煮麻黃一二沸。去上沫。內諸藥。煮取二升。去滓。溫服一升。本云、當裁為越脾湯桂枝湯。合之飲一升。今合為一方。桂枝湯二分。越脾湯一分。

服桂枝湯、下之。頭項強痛。翕翕發熱。無汗。心下滿、微痛。小便不利。桂枝湯去桂加茯苓白朮湯主之。

桂枝湯去桂加茯苓白朮湯方

茯苓　白朮各三兩

右於桂枝湯中。惟除去桂枝一味。加此二味為湯。服一升。小便即利。本云。桂枝湯。今去桂枝。加茯苓白朮。

辨太陽病用麻黃湯法脈症篇第四 葛根湯附

太陽病、或已發熱。或未發熱。必惡寒。體痛。嘔逆。脈陰陽俱緊。為傷寒。

傷寒一日。太陽脈弱。至四日。太陰脈大。

傷寒一日。太陽受之。脈若靜者、為不傳。頗欲嘔。若燥煩。脈數急者、乃為傳。

傷寒、其二陽症不見。此為不傳。

太陽病、頭痛發熱。身體疼、腰痛、骨節疼、惡風、無汗而喘。麻黄湯主之。

太陽與陽明合病。喘而胸滿。不可下也。宜麻黄湯。

太陽病、十日已去。其脈浮細而嗜臥者。此為外解。設胸滿脇痛。與小柴胡湯。脈但浮者。麻黄湯主之。

太陽病、脈浮緊。無汗、發熱、身疼痛。八九日不解。其表症仍在。此當發其汗。宜麻黄湯。服藥已微除。其人發煩。目瞑。增劇者、必衄。衄乃解。所以然者。陽氣重故也。

脈浮而數者。可發其汗。宜麻黄湯。

傷寒脈浮緊。不發其汗。因致衄。宜麻黄湯。

太陽病、下之微喘者。外未解故也。宜麻黄湯。

脈浮而緊，浮則為風，緊則為寒，風則傷衛，寒則傷榮，榮衛俱病，骨節煩疼，可發其汗，宜麻黄湯。

麻黄湯方

麻黄三兩　桂枝二兩　甘草一兩炙　杏仁七十枚去皮尖

合四味，以水九升，煮麻黄減二升，去上沫，內諸藥，煮取二升半，去滓，溫服八合，覆取微似汗，不須啜粥，餘如桂枝法。

太陽病，項背強几几，無汗惡風，葛根湯主之。

葛根湯方

葛根四兩　麻黄三兩　桂枝　芍藥

甘草二兩炙各　生薑三兩　大棗十二枚

合七味，以水一斗，煮麻黄葛根減二升，去上沫，內諸藥，煮取三升，去滓，溫服一升。覆取微似汗。不須啜粥。餘如桂枝法。將息及禁忌。

太陽與陽明合病而自利。葛根湯主之。

太陽與陽明合病。不下利。但嘔者。葛根加半夏湯主之。

葛根加半夏湯方

葛根四兩　麻黄三兩　生薑三兩　甘草二兩炙

芍藥二兩　桂枝二兩　大棗十二枚　半夏半斤洗

合八味。以水一斗。先煮葛根麻黄。減二升。去白沫。內諸藥。煮取三升。去滓。温服一升。覆取微似汗。

太陽病、桂枝症。醫反下之。利遂不止。脉促者、表未解也。喘而汗出者。葛根黄連黄芩湯主之。

葛根黄芩黄連湯方

葛根半斤　甘草二兩炙　黄芩　黄連各三兩

合四味，以水八升，煮葛根，減二升，內諸藥，煮取二升，去滓，分溫再服。

辨太陽病用青龍湯法脈症篇第五

太陽中風，脈浮緊，發熱惡寒，身體疼痛，不汗出而煩，大青龍湯主之。若脈微弱，汗出惡風者，不可服之，服之則厥，筋惕肉瞤，此為逆也。

大青龍湯方

麻黄六兩　桂枝二兩　甘草二兩炙　杏仁四十枚去皮尖

生薑三兩　大棗十枚　石膏如雞子大碎

合七味，以水九升，煮麻黄，減二升，去上沫，內諸藥，煮取三升，去滓，溫服一升，取微似汗，汗出多者，溫粉粉之，一服汗者，勿再服。若復服，汗出多，亡陽，逆虚惡風，躁不得眠。

傷寒脈浮緩，其身不疼，但重，乍有輕時，無少陰症者，可與大青龍湯發之。

傷寒表不解，心下有水氣，欬而發熱，或渴，或利，或噎，或小便不利，少腹滿，或喘者，小青龍湯主之。

小青龍湯方

麻黃三兩　芍藥　細辛　乾薑　甘草炙

桂枝各三兩　五味子　半夏各半升，洗

合八味，以水一斗，先煮麻黃，減二升，去上沫，內諸藥，煮取三升，去滓，溫服一升。渴則去半夏，加栝蔞根三兩。微利者，去麻黃，加蕘花一雞子大，熬令赤色。噎者，去麻黃，加附子一枚，炮。小便不利，少腹滿，去麻黃，加茯苓四兩。喘者，去麻黃，加杏仁半升，去皮。

傷寒心下有水氣，欬而微喘，發熱不渴，小青龍湯主之。服湯已而渴者，此為寒去。為欲解也。

辨太陽病用柴胡湯法脈症篇第六

血弱氣盡。腠理開。邪氣因入。與正氣相搏。結於脇下。正邪分爭。往來寒熱。休作有時。嘿嘿不欲飲食。藏府相連。其痛必下。邪高痛下。故使其嘔。小柴胡湯主之。服柴胡而渴者。此為屬陽明。以法治之。

得病六七日。脈遲浮弱。惡風寒。手足温。醫再三下之。不能食。其人脇下滿痛。面目及身黃。頸項強。小便難。與柴胡湯後。必下重。本渴。飲水而嘔。柴胡復不中與也。食穀者噦。

傷寒四五日。身體熱。惡風。頸項強。脇下滿。手足温而渴。小柴胡湯主之。

傷寒陽脈澀。陰脈弦。法當腹中急痛。先與小建中湯。不差。與小柴胡湯。

傷寒中風。有柴胡症。但見一症便是。不必悉具也。

凡柴胡湯症而下之柴胡症不罷復與柴胡湯解者必蒸蒸而振卻發熱汗出而解

傷寒五六日中風往來寒熱胸脇苦滿嘿嘿不欲飲食心煩喜嘔或胸中煩而不嘔或渴或腹中痛或脇下痞堅或心下悸小便不利或不渴外有微熱或欬小柴胡湯主之

小柴胡湯方

柴胡八兩　黃芩　人參　甘草炙

生薑各三兩　半夏半升洗　大棗十二枚

合七味以水一斗二升煮取六升去滓再煎溫服一升日三若胸中煩不嘔者去半夏人參加栝蔞實一枚渴者去半夏加人參合前成四兩半腹中痛者去黃芩加芍藥三兩脇下痞堅者去大棗加牡蠣六兩心下悸小便不利

者、去黃芩。加茯苓四兩。不渴、外有微熱者。去人參。加桂三兩。溫覆微發其汗。

欬者、去人參大棗生薑。加五味子半升。乾薑二兩。

傷寒五六日。頭汗出。微惡寒。手足冷。心下滿。口不欲食。大便堅。其脈細。此為陽微結。必有表。復有裏。脈沉。則為病在裏。汗出。亦為陽微。假令純陰結。不得有外症。悉入在於裏。此為半在外。半在裏。脈雖沉緊。不得為少陰病。所以然者。陰不得有汗。今頭大汗出。故知非少陰也。可與柴胡湯。設不了了者。得屎而解。

傷寒十三日、不解。胸脅滿而嘔。日晡所發潮熱。已而微利。此本柴胡症。下之不得利。今反利者。故知醫以丸藥下之。非其治也。潮熱者、實也。先再服小柴胡湯。以解其外。後以柴胡加芒硝湯主之。

柴胡加芒硝湯方

柴胡二兩十六銖　黃芩　人參　甘草炙

生薑各一兩　半夏一合洗　大棗四枚　芒硝二兩

合八味以水四升煮取二升去滓溫分再服以解其外不解更作柴胡加大黃芒硝桑螵蛸湯服之

柴胡加大黃芒硝桑螵蛸湯方

右以前七味以水七升下芒硝三合大黃四分桑螵蛸五枚煮取一升半去滓溫服五合微下即愈本云柴胡湯再服以解其外餘二升加芒硝大黃桑螵蛸也

傷寒八九日下之胸滿煩驚小便不利譫語一身盡重不可轉側者柴胡加龍骨牡礪湯主之

柴胡加龍骨牡礪湯方

柴胡四兩　黃芩　人參　生薑　龍骨

牡蠣　桂枝　茯苓　鉛丹各一兩半　大黃二兩
半夏一合半洗　大棗六枚
合十二味以水八升煮取四升內大黃切如棊子大更煮一二沸去滓溫服一升本云柴胡湯今加龍骨等

傷寒六七日發熱微惡寒支節煩疼微嘔心下支結外症未去者宜柴胡桂枝湯發汗多亡陽狂語者不可下以爲可與柴胡桂枝湯和其榮衛以通津液後自愈

柴胡桂枝湯方

柴胡四兩　黃芩　人參　生薑　桂枝
芍藥各一兩半　半夏二合半洗　甘草一兩炙　大棗六枚
合九味以水六升煮取二升去滓溫服一升本云人參湯作如桂枝法加柴

胡黃芩復加柴胡法今用人參作半劑

傷寒五六日其人已發汗而復下之胸脇滿微結小便不利渴而不嘔但頭汗出往來寒熱而煩此為未解柴胡桂枝乾薑湯主之

柴胡桂枝乾薑湯方

柴胡八兩　桂枝三兩　乾薑二兩　栝蔞根四兩　黃芩三兩

牡蠣二兩熬　甘草二兩炙

合七味以水一斗二升煮取六升去滓更煎溫服一升日二服初服微煩汗出愈

太陽病經過十餘日反再三下之後四五日柴胡症續在先與小柴胡湯嘔止小安其人鬱鬱微煩者為未解與大柴胡湯下者止

傷寒十餘日邪氣結在裏欲復往來寒熱當與大柴胡湯

傷寒發熱，汗出不解，心中痞堅，嘔吐下利者，大柴胡湯主之。

病人表裏無症，發熱七八日，雖脈浮數，可下之，宜大柴胡湯。

大柴胡湯方

柴胡八兩　枳實四枚炙　生薑五兩　黃芩三兩　芍藥三兩

半夏半升洗　大棗十二枚　大黃二兩

合八味，以水一斗二升，煮取六升，去滓，更煎，溫服一升，日三服。

經過當作過經，余同

傷寒雜病論卷三

辨太陽病用承氣湯法脈症篇第七

發汗後惡寒者、虛故也。不惡寒但熱者、實也。當和其胃氣。宜小承氣湯。

太陽病未解。其脈陰陽俱停。必先振汗出而解。但陽微者、先汗出而解。陰微者、先下之而解。宜承氣湯。

傷寒十三日。經過而譫語。內有熱也。當以湯下之。小便利者、大便當堅而反利。其脈調和者。知醫以丸藥下之。非其治也。自利者、其脈當微厥。今反和者。此為內實。宜承氣湯。

太陽病、經過十餘日。心下溫溫欲吐。而胸中痛。大便反溏。其腹微滿。鬱鬱微煩。先時自極吐下者。宜承氣湯。

二陽併病。太陽症罷。但發潮熱。手足漐漐汗出。大便難。譫語者、下之愈。宜承氣湯。

太陽病，三日，發其汗，不解，蒸蒸發熱者，調胃承氣湯主之。

傷寒吐後，腹滿者，承氣湯主之。

太陽病，吐下發汗後，微煩，小便數，大便因堅，可與小承氣湯和之，則愈。

大承氣湯方

大黃四兩　厚樸八兩炙　枳實五枚炙　芒硝三合

合四味，以水一斗，先煮二味，取五升，內大黃，更煮取二升，去滓，內芒硝，更煎一沸，分再服，得下者止。

小承氣湯方

大黃四兩　厚樸二兩炙　枳實大者三枚炙

合三味，以水四升，煮取一升二合，去滓，溫分再服，初服譫語即止，服湯當更衣，不爾，盡服之。

調胃承氣湯方

大黃四兩　甘草二兩炙　芒硝半兩

合三味。以水三升。煮取一升。去滓。內芒硝。更一沸。頓服。

太陽不解。熱結膀胱。其人如狂。血自下。下者、即愈。其外不解。尚未可攻。當先解其外。外解、少腹結急者。乃可攻之。宜桃核承氣湯。

桃核承氣湯方

桃仁五十枚去皮尖　大黃四兩　桂枝二兩　甘草二兩炙　芒硝一兩

合五味。以水七升。煮取二升半。去滓。內芒硝。更煎一沸。分溫三服。

辨太陽病用陷胸湯法脈症篇第八

問曰、病有結胸。有藏結。其狀何如。答曰、按之痛。其脈寸口浮。關上自沉。為結胸。何謂藏結。曰、如結胸狀。飲食如故。時小利。陽脈浮。關上細沉而緊。名為藏結。舌

白胎當作白苔

上白胎滑者、為難治。藏結者、無陽症。不往來寒熱。其人反靜。舌上苔滑者、不可攻也。

夫病發於陽。而反下之。熱入因作結胸。發於陰而反汗之。因作痞結胸者、下之早。故令結胸。結胸者、其項亦強。如柔痓狀。下之即和。宜大陷胸丸。

結胸症、其脈浮大。不可下。之下之即死。

結胸症、悉具煩燥者、死。

太陽病、脈浮而動數。浮則為風。數則為熱。動則為痛。數則為虛。頭痛發熱。微盜汗出。而反惡寒。其表未解。醫反下之。動數則遲。頭痛即眩。胃中空虛。客氣動膈。短氣躁煩。心中懊憹。陽氣內陷。心下因堅。則為結胸。大陷胸湯主之。若不結胸。但頭汗出。其餘無汗。齊頸而還。小便不利。身必發黃也。

傷寒六七日。結胸、熱實。脈沉緊。心下痛。按之如石堅。大陷胸湯主之。

但結胸無大熱。此為水結在胸脇頭微汗出大陷胸湯主之。

太陽病、重發汗而復下之不大便五六日。舌上燥而渴。日晡如小有潮熱。從心下至少腹堅滿。而痛不可近。大陷胸湯主之。

若心下滿而堅痛者。此為結胸。大陷胸湯主之。

大陷胸丸方

大黃八兩　葶藶子熬　杏仁去皮尖　芒硝各半升

合四味。和擣。取如彈丸一枚。甘遂末一錢匕。白蜜一兩。水二升。合煮。取一升。溫頓服。一宿乃下。

大陷胸湯方

大黃六兩　甘遂末一錢匕　芒硝一升

合三味。以水六升。先煮大黃。取二升。去滓。內芒硝。煎一兩沸。內甘遂末。分再服。一服得快利者。止後服。

小結胸者。正在心下。按之即痛。其脈浮滑。小陷胸湯主之。

小陷胸湯方

黃連一兩　半夏半升洗　栝蔞實大者一枚

合三味。以水六升。先煮栝蔞。取三升。去滓。內諸藥。煮取二升。去滓。分溫三服。

太陽病。二三日。不能臥。但欲起者。心下必結。其脈微弱者。此本有寒也。而反下之。利止者。必結胸。未止者。四五日復重下利。此為挾熱利。

太陽少陽併病。而反下之。結胸。心下堅。下利不復止。水漿不肯下。其人必心煩。

病在陽。當以汗解。而反以水潠之。若灌之。其熱却不得去。益煩。皮栗起。意欲飲水。反不渴。宜服文蛤散。

文蛤散方

文蛤五兩

右一味。擣為散。以沸湯五合。和服一方寸匕。若不差。與五苓散。

匕原作七，據上下文義改

五苓散方

猪苓十八銖去黑皮　白朮十八銖　澤瀉一兩六銖　茯苓十八銖　桂枝半兩

合五味。各為散。更於臼中治之。白飲和服方寸匕。日三服。多飲暖水。汗出愈。

匕原作七，據上下文義改

寒實結胸。無熱症者。與三物小白散。

三物小白散方

桔梗十八銖　巴豆六銖去皮心熬赤黑研如脂　貝母十八銖

合三味。擣為散。內巴豆。更於臼中治之。白飲和服。強人半錢匕。羸者減之。病在上則吐。在下則利。不利。進熱粥一杯。利不止。進冷粥一杯。身熱皮粟不解。欲引衣自覆。若以水潠之洗之。更益令熱。却不得出。當汗而不汗。即煩。假令

匕原作七，據上下文義改。下同

汗出已腹中痛與芍藥三兩如上法

太陽與少陽併病頭痛或眩冒如結胸心下痞而堅當刺肺俞肝俞大椎第一間愼不可發汗發汗即譫語譫語則脈弦五日譫語不止者當刺期門

心下但滿而不痛者此爲痞半夏瀉心湯主之

半夏瀉心湯方

半夏半升洗　黄芩　乾薑　人參　甘草炙各三兩

黄連一兩　大棗十二枚

合七味以水一斗煮取六升去滓溫服一升日三服

脈浮緊而下之緊反入裏則作痞按之自濡但氣痞耳

太陽中風吐下嘔逆表解乃可攻之其人漐漐汗出發作有時頭痛心下痞堅滿引脅下痛乾嘔短氣此爲表解裏未和十棗湯主之

十棗湯方

芫花熬　甘遂　大戟各等分

合三味。擣為散。以水一升五合。先煮大棗十枚。取八合。去棗。強人內藥末一錢匕。羸人半錢匕。溫服。平旦服。若下少不利者。明旦更服。加半錢。得快下。糜粥自養。

太陽病、發其汗。遂發熱惡寒。復下之、則心下痞。此表裏俱虛。陰陽氣併竭。無陽則陰獨。復加燒針。胸煩。面色青黃。膚瞤。此為難治。今色微黃。手足溫者、愈。

心下痞。按之自濡。關上脈浮者。大黃黃連瀉心湯主之。

大黃黃連瀉心湯方

大黃二兩　黃連一兩

合二味。以麻沸湯二升漬之。須臾去滓。分溫再服。

芫原作莞，據文義改

人原作入，據上下文義改。

糜原作麋，據文義改

胸原脫，據千金翼方補

嗅千金翼方為臭

心下痞、而復惡寒汗出者。附子瀉心湯主之。

附子瀉心湯方

附子一枚炮別煮取汁　大黃二兩　黃連　黃芩各一兩

合四味。以麻沸湯二升漬之。須臾去滓。內附子汁。分溫再服。

本以下之。故心下痞。與之瀉心。其痞不解。其人渴而口燥煩。小便不利者。五苓散主之。一方言忍之一日乃愈。

傷寒汗出、解之後。胃中不和。心下痞堅。乾噫食嗅。脇下有水氣。腹中雷鳴而利。生薑瀉心湯主之。

生薑瀉心湯方

生薑四兩　半夏半升洗　乾薑一兩　黃連一兩　人參

黃芩　甘草炙各三兩　大棗十二枚

合八味，以水一斗，煮取六升，去滓，溫服一升，日三服。

傷寒中風，醫反下之，其人下利日數十行，穀不化，腹中雷鳴，心下痞堅而滿，乾嘔而煩，不能得安，醫見心下痞，為病不盡，復重下之，其痞益甚，此非結熱，但胃中虛，客氣上逆，故使之堅，甘草瀉心湯主之。

甘草瀉心湯方

甘草四兩炙　黄芩　乾薑各三兩　黄連一兩

半夏半升洗　大棗十二枚　一方有人參三兩

合六味，以水一斗，煮取六升，去滓，溫服一升，日三服。

傷寒服湯藥，下利不止，心下痞堅，服瀉心湯，復以他藥下之，利不止，醫以理中與之，而利益甚。理中者，治中焦，此利在下焦，赤石脂禹餘糧湯主之。

赤石脂禹餘糧湯方

赤石脂一斤碎　太一禹餘糧一斤碎

合二味。以水六升。煮取二升。去滓。分溫三服。若不止。當利小便。

傷寒吐下發汗。虛煩、脈甚微。八九日、心下痞堅。脇下痛、氣上衝喉咽、眩冒。經脈動惕者。久而成痿。

傷寒、發汗吐下解後。心下痞堅。噫氣不除者。旋復代赭湯主之。

旋復代赭湯方

旋復花三兩　人參二兩　生薑五兩　代赭石一兩碎　甘草三兩炙

半夏半升洗　大棗十二枚

合七味。以水一斗。煮取六升。去滓。溫服一升。日三服。

太陽病、外症未除。而數下之。遂挾熱而利不止。心下痞堅。表裏不解。桂枝人參湯主之。

桂枝人參湯方

桂枝四兩　甘草四兩炙　白朮　人參　乾薑各三兩

合五味，以水九升，先煮四味，取五升，去滓，内桂，更煮，取三升，去滓，温服一升，日再夜一服。

傷寒大下後，復發其汗，心下痞，惡寒者，表未解也，不可攻其痞，當先解表，表解乃攻其痞，宜大黄黄連瀉心湯。方見前

病如桂枝症，頭項不強痛，脈微浮，胸中痞堅，氣上衝喉咽，不得息，此為胸有寒，當吐之，宜瓜蒂散。

瓜蒂散方

瓜蒂熬　赤小豆各一分

合二味，擣為散，取半錢匕，豉一合，湯七合，漬之，須臾去滓，内散湯中，和，頓服

之。若不吐。稍加之得快吐。止。諸亡血虛家。不可與瓜蒂散。

辨太陽病雜療法脈症篇第九

太陽病、發熱而渴。不惡寒者、為溫病。若發汗已。身灼熱者。為風溫。風溫為病。脈陰陽俱浮。自汗出。身重多眠睡。鼻息必鼾。言語難出。若被下者。小便不利。直視失溲。若被火者。微發黃色。劇則如驚癇。時瘛瘲。若火熏之。一逆尚引日。再逆促命期。

病人身大熱。反欲得近衣者。熱在皮膚。寒在骨髓也。身大寒。反不欲近衣者。寒在皮膚。熱在骨髓也。

傷寒脈浮。自汗出。小便數。心煩。微惡寒。腳攣急。反與桂枝湯。以攻其表。此誤也。得之便厥。咽中乾。煩躁吐逆者。作甘草乾薑湯。以復其陽。若厥愈、足溫者。更作芍藥甘草湯與之。其腳即伸。若胃氣不和。譫語者。少與調胃承氣湯。若重發汗。

復加燒針者。四逆湯主之。

甘草乾薑湯方

甘草四兩炙　乾薑二兩炮

合二味。㕮咀。以水三升。煮取一升五合。去滓。分溫再服。

芍藥甘草湯方

白芍藥四兩　甘草四兩炙

合二味。㕮咀。以水三升。煮取一升半。去滓。分溫再服之。

調胃承氣湯方

大黄四兩去皮清酒浸　甘草二兩炙　芒硝半升

合三味。㕮咀。以水三升。煮取一升。去滓。納芒硝。更上火微煮令沸。少少溫服之。

四逆湯方

甘草二兩　乾薑一兩半　附子一枚生用去皮破

合三味。㕮咀。以水三升。煮取一升二合。去滓。分溫再服。強人可大附子一枚。

乾薑三兩。

問曰、症象陽旦。按法治之而增劇。厥逆、咽中乾。兩脛拘急而譫語。師曰、言夜半手足當溫。兩脚當伸。後如師言。何以知此。答曰、寸口脈浮而大。浮則為風。大則為虛。風則生微熱。虛則兩脛攣。病症象桂枝。因加附子參其間。增桂令汗出。附子溫經。亡陽故也。厥逆、咽中乾煩燥。陽明內結。譫語煩亂。更飲甘草乾薑湯。夜半陽氣還。兩足當溫。脛尚微拘急。重與芍藥甘草湯。爾乃脛伸。以承氣湯微溏。則止其譫語。故病可愈。

陽旦湯方

於桂枝湯中。加附子增桂即是。

二陽併病。太陽初得病時。發其汗。汗先出不徹。因轉屬陽明。續自微汗出。不惡寒。若太陽病症不罷者。不可下。下之為逆。如此可小發汗。設面色緣緣正赤者。陽氣怫鬱在表。當解之熏之。若發汗不徹。不足言。陽氣怫鬱、不得越。其人煩躁。不知痛處。乍在腹中。乍在四肢。按之不可得。其人短氣。但坐。以汗出不徹故也。更發汗則愈。何以知汗出不徹。以脈濇故知也。

脈浮緊者。法當身疼痛。宜以汗解之。假令尺中遲者。不可發汗。何以知其然。以營氣不足血少故也。

太陽病發汗後。大汗出。胃中乾。煩躁不得眠。欲得飲水者。少少與飲之。令胃氣和則愈。若脈浮、小便不利。微熱消渴者。與五苓散主之。

傷寒、汗出而渴者。五苓散主之。不渴者、茯苓甘草湯主之。

茯苓甘草湯方

茯苓二兩　桂枝二兩　生薑三兩　甘草一兩炙

合四味。以水四升。煮取二升。去滓。分溫三服。

傷寒五六日。大下之後。身熱不去。心中結痛者。未欲解也。梔子豉湯主之。方見後

傷寒、醫下之。續得下利清穀不止。身疼痛者。急當救裏。後身疼痛。清便自調者。急當救表。救裏宜四逆湯。救表宜桂枝湯。

病發熱頭痛。脈反沉。若不差。身體疼痛。當救其裏。宜四逆湯。

太陽病未解。脈陰陽俱停。必先振慄。汗出而解。但陽脈微者。先汗出而解。但陰脈微者。下之而解。若欲下之。宜調胃承氣湯。

傷寒腹滿。譫語。寸口脈浮而緊。此肝乘脾也。名曰縱。刺期門。

傷寒發熱。嗇嗇惡寒。大渴欲飲水。其腹必滿。自汗出。小便利。其病欲解。此肝乘肺也。名曰橫。刺期門。

太陽病、二日反躁。反熨其背。而大汗出。火熱入胃。胃中水竭。躁煩。必發譫語。十餘日振慄。自下利者。此為欲解也。故其汗從腰以下不得汗。欲小便不得。反嘔。欲失溲。足下惡風。大便鞕。小便當數。而反不數及多。大便已。頭卓然而痛。其人足心必熱。穀氣下流故也。

太陽病中風。以火劫發汗。邪風被火熱。血氣流溢。失其常度。兩陽相熏灼。其身發黃。陽盛則欲衄。陰虛則小便難。陰陽俱虛竭。身體則枯燥。但頭汗出。劑頸而還。滿腹微喘。口乾咽爛。或不大便。久則譫語。甚者至噦。手足躁擾。捻衣摸牀。小便利者。其人可活。

形作傷寒。其脈不弦緊而弱。弱者必渴。被火者、必譫語。弱者、發熱脈浮。解之、當汗出愈。

太陽病、以火熏之。不得汗。其人必躁。到經不解。必清血。名為火邪。

脈浮熱盛。反灸之。此為實。實以虛治。因火而動。必咽燥唾血。

微數之脈。慎不可灸。因火為邪。則為煩逆。追虛逐實。血散脈中。火氣雖微。內攻有力。焦骨傷筋。血難復也。

脈浮、宜以汗解。用火灸之。邪無從出。因火而盛。病從腰以下必重而痹。名火逆也。欲自解者。必當先煩。乃有汗而解。何以知之。脈浮、故知汗出解也。

太陽病、當惡寒發熱。今自汗出。不惡寒發熱。關上脈細數者。以醫吐之過也。一二日吐之者。腹中饑。口不能食。三四日吐之者。不喜糜粥。欲食冷食。朝食暮吐。以醫吐之所致也。此為小逆。

太陽病、吐之。但太陽病當惡寒。今反不惡寒。不欲近衣者。此為吐之內煩也。

太陽病、下之。其脈促。不結胸者。此為欲解也。脈浮者、必結胸也。脈緊者、必咽痛。脈弦者、必兩脇拘急。脈細數者、頭痛未止。脈沉緊者、必欲嘔。脈沉滑者、協熱利。

脈浮滑者、必下血。

病脇下素有痞。連在臍旁。痛引少腹。引陰經者。此為藏結。死。

脈按之來緩。而時一止復來者、名曰結。又脈來動而中止。更來小數。中有還者反動。名曰陰結也。脈來動而中止。不能自還。因而復動者、名曰代。陰也。得此脈者必難治。

太陽病、小便利者。以飲水多。必心下悸。小便少者、必苦裏急也。

中風發熱。六七日不解而煩。有表裏症。渴欲飲水。水入而吐。此為水逆。五苓散主之。方見前

傷寒二三日。心中悸而煩者。小建中湯主之。

小建中湯方

桂枝三兩　甘草二兩炙　芍藥六兩　生薑三兩

大棗十二枚　膠飴一升

合六味。以水七升。煮取三升。去滓。內飴。溫服一升。嘔家不可服。以甘故也。

傷寒脈浮。而醫以火迫劫之。亡陽驚狂。臥起不安。桂枝去芍藥加蜀漆牡蠣龍骨救逆湯主之。

桂枝去芍藥加蜀漆牡蠣龍骨救逆湯方

桂枝　生薑　蜀漆洗去腥各三兩　牡蠣熬五兩　甘草炙二兩

龍骨四兩　大棗十二枚

合七味。以水八升。先煮蜀漆。減二升。內諸藥。煮取三升。去滓。溫服一升。

燒針令其汗。針處被寒。核起而赤者。必發奔豚。氣從少腹上衝者。灸其核上一壯。與桂枝加桂湯。

桂枝加桂湯方

桂枝五兩　芍藥　生薑各三兩　大棗十二枚　甘草二兩炙

合五味。以水七升。煮取三升。去滓。溫服一升。本云桂枝湯。今加桂滿五兩。所以加桂者。以其能洩奔豚氣也。

火逆下之。因燒針煩躁者。桂枝甘草龍骨牡蠣湯主之。

桂枝甘草龍骨牡礪湯方

桂枝一兩　甘草　龍骨　牡礪各二兩

合四味。以水五升。煮取二升。去滓。溫服八合。日三服。

傷寒加溫針必驚。

太陽病、六七日。出表症續在。脈微而沉。反不結胸。其人發狂者。以熱在下焦。少腹堅滿。小便自利者。下血乃愈。所以然者。以太陽隨經。瘀熱在裏故也。宜下之、以抵當湯。

䖟蟲同虻蟲

晬時當作晬時

太陽病身黃。脈沉結。少腹堅。小便不利者。為無血。小便自利。其人如狂者。血症諦也。抵當湯主之。

傷寒有熱。少腹滿。應小便不利。今反利者。為有血也。當須下之。不可餘藥。宜抵當丸。

抵當湯方

大黃二兩　桃仁二十枚去皮尖　䖟蟲去足翅熬　水蛭各三十枚熬

合四味。以水五升。煮取三升。去滓。溫服一升。不下更服。

抵當丸方

大黃三兩　桃仁二十五枚去皮尖熬　虻蟲去足翅熬　水蛭各二十枚熬

合四味。擣、分為四丸。以水一升。煮一丸。取七合服。晬時當下。不下更服。

傷寒。無大熱。口燥渴而煩。其背微惡寒。白虎湯主之。

傷寒脈浮。發熱無汗。其表不解。可與白虎湯。渴欲飲水無表症。白虎湯主之。

傷寒脈浮滑。此以表有熱。裏有寒。白虎湯主之。

白虎湯方

知母六兩 石膏一斤碎 甘草二兩炙 粳米六合

合四味。以水一斗。煮米熟湯成。去滓。温服一升。日三服。

又方

知母六兩 石膏一斤碎 甘草二兩炙 人參三兩 粳米六合

合五味。以水一斗。煮米熟湯成。去滓。温服一升。日三服。立夏後至立秋前得用之。立秋後不可服。春三月病常苦裏冷。白虎湯亦不可與之。與之即嘔利而腹痛。諸亡血及虚家。亦不可與白虎湯。得之則腹痛而利。但當温之。

太陽與少陽合病。自下利者。與黄芩湯。若嘔者、與黄芩加半夏生薑湯。

黄芩湯方

黄芩三兩　芍藥　甘草炙各二兩　大棗十二枚

合四味。以水一斗。煮取三升。去滓。温服一升。日再夜一服。

黄芩加半夏生薑湯方

半夏半升洗　生薑一兩半

右二味。加入前方中。即是。

傷寒。胸中有熱。胃中有邪氣。腹中痛。欲嘔吐。黄連湯主之。

黄連湯方

黄連　甘草炙　乾薑　桂枝　人參各三兩

半夏半升洗　大棗十二枚

合七味。以水一斗。煮取六升。去滓。温分五服。晝三夜二服。

傷寒，脈結代，心動悸，炙甘草湯主之。

炙甘草湯方

甘草四兩炙　桂枝三兩　生薑三兩　麥門冬半升去心　麻子仁半升

人參二兩　阿膠二兩　大棗三十枚　生地黄一斤

合九味，以清酒七升，水八升，煮取三升，去滓，內膠，消烊盡，温服一升，日三服。

傷寒雜病論卷四

辨陽明病脈症篇第十

胃中寒疑為胃中實

陽明之為病。胃中寒是也。

問曰、病有太陽陽明。有正陽陽明。有微陽陽明。何謂也。答曰、太陽陽明者。脾約是也。正陽陽明者。胃家實是也。微陽陽明者。發其汗。若利其小便。胃中燥。便難是也。

問曰、何緣得陽明病。答曰、太陽發其汗。若下之。亡其津液。胃中乾燥。因為陽明。不更衣而便難。復為陽明病也。

問曰、陽明病。外症云何。答曰、身熱汗出。而不惡寒。但反惡熱。

問曰、病有得之一日。發熱惡寒者何。答曰、然雖二日。惡寒自罷。即汗出惡熱也。

曰、惡寒何故自罷。答曰、陽明處中主土。萬物所歸。無所復傳。故始雖惡寒。二日自止。是為陽明病。

太陽初得病時。發其汗。汗先出復不徹。因轉屬陽明。

病發熱無汗。嘔不能食。而反汗出、濈濈然、是為轉在陽明。

傷寒三日。陽明脈大。

病脈浮而緩。手足溫。是為系在太陰。太陰當發黃。小便自利者。不能發黃。至七八日而堅。為屬陽明。

傷寒傳繫陽明者。其人濈然後汗出。

陽明中風。口苦咽乾。腹滿微喘。發熱惡寒。脈浮若緊。下之則腹滿。小便難也。

陽明病、能食、為中風。不能食、為中寒。

陽明病、中寒不能食。而小便不利。手足濈然汗出。此欲為作堅瘕也。必大便頭堅後溏。所以然者。胃中冷。水穀不別、故也。

陽明病、初為欲食之。小便反不數。大便自調。其人骨節疼。翕翕如有熱狀。奄然發狂。濈然汗出而解。此為水不勝穀氣。與汗共并。脈堅者即愈。

陽明病、欲解時。從申盡戌。

陽明病、不能食。下之不解。其人不能食。攻其熱必噦。所以然者。胃中虛冷故也。其人本虛。攻其熱必噦。

陽明病。脈遲。食難用飽。飽即微煩。頭眩者、必小便難。此欲作穀疸。雖下之。其腹必滿如故耳。所以然者。脈遲故也。

陽明病、當多汗。而反無汗。其身如蟲行皮中之狀。此為久虛、故也。

陽明病、反無汗。但小便利。二三日嘔而欬。手足厥者。其人苦頭痛。若不嘔不欬。手足不厥者。頭不痛。

陽明病、但頭眩、不惡寒。故能食而咳者。其人咽必痛。若不欬者、咽不痛。

陽明病、脈浮而緊。其熱必潮。發作有時。但浮者、必自汗出。

陽明病、無汗。小便不利。心中懊憹。必發黃。

陽明病、被火。額上微汗出。而小便不利。必發黃。

陽明病、口燥。但欲漱水。不欲咽者、必衄。

陽明病、本自汗出。醫復重發其汗。病已差。其人微煩不了了。此大便堅也。必亡津液。胃中燥。故令其堅。當問小便日幾行。若本日三四行。今日再行者。必知大便不久出。今為小便數少。津液當還入胃中。故知必當大便也。

夫病陽多者熱。下之則堅。汗出多極。發其汗。亦堅。

傷寒嘔多。雖有陽明症。不可攻也。

陽明病、當心下堅滿。不可攻之。攻之遂利不止者死。利止者愈。

陽明病、面合色赤。不可攻之。必發熱。色黃者。小便不利也。

陽明病、不吐下而煩者。可與承氣湯。

陽明病、其脈遲。雖汗出不惡寒。其體必重。短氣腹滿而喘。有潮熱如此者。其外爲解。可攻其裏。手足濈然汗出。此爲已堅。大承氣湯主之。若汗出多而微惡寒。外爲未解。其熱不潮。勿與承氣湯。若腹大滿而不大便者。可與小承氣湯。微和其胃氣。勿令至大下。

陽明病、潮熱。微堅。可與承氣湯。不堅、勿與之。

若不大便六七日。恐有燥屎。欲知之法。可與小承氣湯。若腹中轉矢氣者。此爲有燥屎。乃可攻之。若不轉矢氣者。此但頭堅後溏。不可攻之。攻之必腹脹滿。不能食。欲飲水即噦。其後發熱者、必復堅。以小承氣湯和之。若不轉矢氣者。慎不可攻之。

夫實則讝語。虛則鄭聲。鄭聲者、重語是也。直視讝語喘滿者、死。下利者、亦死。

陽明病、其人多汗。津液外出。胃中燥。大便必堅。堅者則譫語。承氣湯主之。

陽明病、譫語妄言發潮熱。其脈滑疾。如此者。承氣湯主之。因與承氣湯一升。腹中轉氣者。復與一升。如不轉氣者。勿與之。明日又不大便。脈反微澀。此為裏虛。為難治。不得復與承氣湯。

陽明病、譫語有潮熱。反不能食者。必有燥屎五六枚。若能食者。但堅耳。承氣湯主之。

陽明病、下血而譫語者。此為熱入血室。但頭汗出者。當刺期門。隨其實而瀉之。濈然汗出者愈。

汗出而譫語者。有燥屎在胃中。此風也。過經乃可下之。下之若早。語言必亂。以表虛裏實。下之則愈。宜承氣湯。

傷寒四五日。脈沉而喘滿。沉為在裏。而反發其汗。津液越出。大便為難。表虛裏實。久則讝語。

陽明病、下之心中懊憹而煩。胃中有燥屎者。可攻。其人腹微滿。頭堅後溏者。不可下之。有燥屎者。宜承氣湯。

病者、五六日不大便。繞臍痛、躁煩。發作有時。此為有燥屎。故使不大便也。

病者、煩熱汗出即解。復如瘧狀。日晡所發者、屬陽明。脈實者、當下之。脈浮虛者、當發其汗。下之、宜承氣湯。發汗、宜桂枝湯。方見前

大下後、六七日不大便。煩不解。腹滿痛者。此有燥屎。所以然者。本有宿食故也。宜承氣湯。

病者、小便不利。大便乍難乍易。時有微熱。怫鬱不能臥。有燥屎故也。宜承氣湯。

得病二三日。脈弱。無太陽柴胡症。而煩。心下堅。至四日雖能食。以小承氣湯少與微和之。令小安。至六日、與承氣湯一升。不大便六七日。小便少者。雖不大便。

舌上胎當作舌上苔

但頭堅後溏。未定成其堅。攻之必溏。當須小便利。定堅乃可攻之。宜承氣湯。

傷寒七八日。目中不了了。睛不和。無表裏症。大便難。微熱者。此為實。急下之。宜承氣湯。

陽明病、發熱汗多者。急下之。宜承氣湯。

發汗不解。腹滿痛者。急下之。宜承氣湯。

腹滿不減。減不足言。當下之。宜承氣湯。

陽明與少陽合病而利。脈不負者、為順。滑而數者、有宿食。宜承氣湯。方見前

陽明病、脈浮緊。咽乾口苦。腹滿而喘。發熱汗出。不惡寒。反偏惡熱。其身體重。發汗即躁。心中憒憒而反譫語。加溫針。必怵惕。又煩躁不得眠。下之。胃中空虛。客氣動膈。心中懊憹。舌上胎者。梔子湯主之。

陽明病、下之。其外有熱。手足溫。不結胸。心中懊憹若飢、不能食。但頭汗出。梔子

湯主之。

梔子湯方

梔子十四枚　香豉四合

合二味。以水四升。先煮梔子。取二升半。內豉。煮取一升半。去滓、分溫再服。溫進一服。得快吐。止後服。

三陽合病。腹滿身重。難以轉側。口不仁。言語不經。而面垢遺尿。發汗則譫語。下之、則額上生汗。手足厥冷。白虎湯主之。

若渴欲飲水。口乾舌燥者。白虎湯主之。方見前

若脈浮發熱。渴欲飲水。小便不利。猪苓湯主之。

猪苓湯方

猪苓去黑皮　茯苓　澤瀉　阿膠　滑石碎各一兩

舌上胎當作舌上苔

合五味。以水六升。先煮四味。取二升。去滓。內膠烊消。溫服七合。日三服。

陽明病、汗出多而渴者。不可與猪苓湯。以汗多胃中燥。猪苓湯復利其小便、故也。

若脈浮遲。表熱裏寒。下利清穀者。四逆湯主之。方見前

陽明病、發潮熱。大便溏。小便自可。而胸脇滿不去。小柴胡湯主之。

陽明病、脇下堅滿。不大便而嘔。舌上胎者。可以小柴胡湯。上焦得通。津液得下。胃氣因和。身濈然汗出而解。

陽明中風。脈弦浮大而短氣。腹都滿。脇下及心痛。久按之氣不通。鼻乾不得汗。其人嗜臥。一身及目悉黃。小便難。有潮熱。時時噦。耳前後腫。刺之小差。外不解。病過十日。脈續浮。與小柴胡湯。但浮無餘症。與麻黃湯。不溺、腹滿加噦。不治。

陽明病、其脈遲。汗出多而微惡寒。表為未解。可發汗。宜桂枝湯。

陽明病、脈浮無汗。其人必喘。發汗即愈。宜麻黃湯。方并見前

陽明病、汗出。若發其汗。小便自利。此為內竭。雖堅不可攻。當須自欲大便。宜蜜煎導而通之。若土瓜根、猪膽汁、皆可以導。

蜜煎導方

蜜七合

右一味。內銅器中。微火煎之。稍凝如飴狀。攪之、勿令焦著。候可丸。捻如指許。長二寸。當熱時。急作令頭銳。以內穀道中。以手急抱。欲大便時、乃去之。

猪膽汁方

大猪膽一枚。瀉汁和少許醋。以灌穀道中。如一食頃。當大便。出宿食惡物。已試甚良。

陽明病、發熱而汗出。此為熱越。不能發黃也。但頭汗出。其身無有。劑頸而還。小便不利。渴飲水漿。此為瘀熱在裏。身必發黃。茵陳湯主之。

傷寒七八日，身黄如橘，小便不利，其腹微滿，茵陳湯主之。

茵陳湯方

茵陳六兩　梔子十四枚　大黄二兩

合三味，以水一斗二升，先煮茵陳，減六升，內二味，煮取三升，去滓，分溫三服。小便當利，溺如皂莢沫狀，色正赤，一宿，黄從小便去。

胃中虛冷，其人不能食者，飲水即噦。

脈浮發熱，口乾鼻燥，能食者，即衄。

陽明症，其人喜忘，必有蓄血，所以然者，本有久瘀血，故令喜忘，雖堅，大便必黑，抵當湯主之。

病者，無表裏症，發熱七八日，雖脈浮數，可下之，假令下已，脈數不解，而合熱消穀喜飢，至六七日不大便者，有瘀血，抵當湯主之，若數不解，而下不止，必挾熱

便膿血。方見前

食穀而嘔者。屬陽明。吳茱萸湯主之。

吳茱萸湯方

吳茱萸一升　人參三兩　生薑六兩　大棗十二枚

合四味。以水七升。煮取二升。去滓。溫服七合。日三服。得湯反劇者。屬上焦也。

陽明病、寸口緩。關上小浮。尺中弱。其人發熱而汗出。復惡寒不嘔。但心下痞。此為醫下之也。若不下。其人復不惡寒而渴者。為轉屬陽明。小便數者。大便即堅。不更衣十日。無所苦也。渴欲飲水者、但與之。當以法救渴。宜五苓散。方見前

脈陽微而汗出少者、為自和。汗出多者、為太過。太過者、陽絕於內。亡津液。大便因堅。

脈浮而芤。浮為陽。芤為陰。浮芤相搏。胃氣則生熱。其陽則絕。趺陽脈浮而澀。浮

則胃氣強。澀則小便數。浮澀相搏。大便即堅。其脾為約。麻子仁丸主之。

麻子仁丸方

麻子仁二升　芍藥　枳實炙各八兩　大黄一斤

厚樸一尺炙　杏仁一升去皮尖熬別作脂

合六味。蜜和丸。如梧桐子大。飲服十粒。日三服。漸加。以知為度。

傷寒、發其汗。則身目為黄。所以然者。寒濕相搏。在裏不解、故也。

傷寒、其人發黄。梔子柏皮湯主之。

梔子柏皮湯方

梔子十五枚　甘草一兩炙　黄柏皮二兩

合三味。以水四升。煮取二升。去滓。分溫再服。

傷寒、瘀熱在裏。身體必黄。麻黄連翹赤小豆湯主之。

麻黄连翹赤小豆湯方

麻黄 連翹各一兩 杏仁三十枚去皮尖 赤小豆一升 大棗十二枚

生梓白皮一斤 甘草二兩炙

合七味。以水一斗。煮麻黄一二沸。去上沫。內諸藥。煮取三升。去滓。温服一升。

一方、有生薑二兩。

辨少陽病脈症篇第十一

少陽之為病。口苦咽乾目眩也。

少陽中風。兩耳無所聞。目赤。胸中滿而煩。不可吐下。吐下則悸而驚。

傷寒、脈弦細。頭痛而發熱。此為屬少陽。少陽不可發汗。發汗則譫語。為屬胃。胃和則愈。不和、煩而悸。

太陽病不解。轉入少陽。脇下堅滿。乾嘔。不能飲食。往來寒熱。而未吐下。其脈沉緊。可與小柴胡湯。若已吐下發汗。溫針、譫語。柴胡症罷。此為壞病。知犯何逆。以法治之。

三陽合病。脈浮大。上關上。但欲寐。目合則汗。

傷寒、六七日、無大熱。其人躁煩。此為陽去入陰、故也。

傷寒三日。三陽為盡。三陰當受其邪。其人反能食而不嘔。此為三陰不受邪也。

傷寒三日。少陽脈小。欲已也。

少陽病、欲解時。從寅盡辰。

傷寒雜病論卷五

辨太陰病脈症篇第十二

太陰之為病，腹滿而吐，食不下，自利益甚，時腹自痛，若下之，必胸下結鞕。

太陰病，脈浮，可發其汗。

太陰中風，四肢煩疼，陽微陰澀而長，為欲愈。

太陰病，欲解時，從亥盡丑。

自利不渴者，屬太陰，其藏有寒故也，當溫之，宜四逆輩。

傷寒脈浮而緩，手足溫，是為繫在太陰，太陰當發黃，小便自利，利者不能發黃，至七八日，雖暴煩，下利日十餘行，必自止，所以自止者，脾家實，腐穢當去故也。

本太陽病，醫反下之，因腹滿時痛，為屬太陰，桂枝加芍藥湯主之，大實痛者，桂枝加大黃湯主之。

桂枝加芍藥湯方

桂枝二兩　芍藥六兩　生薑三兩　甘草二兩炙　大棗十二枚

合五味。以水七升。煮取三升。去滓。分溫三服。

桂枝加大黄湯方

即前方加大黄二兩。

太陰病。無陽症。脈弱。其人續自便利。設當行大黄芍藥者、減之。其人胃氣弱易動、故也。

辨少陰病脈症篇第十三

少陰之為病。脈微細。但欲寐。

少陰病、欲吐而不煩。但欲寐。五六日自利而渴者。屬少陰。虛故引水自救。小便白者。少陰病形悉具。其人小便白者。下焦虛寒。不能制溲。故白也。

為陽疑為亡陽

夫病其脈陰陽俱緊、而反汗出、為陽屬少陰、法當咽痛而復吐利。

少陰病、脈細沉數、病在裏、不可發其汗。

少陰病、脈微、不可發其汗、無陽故也。陽已虛、尺中弱澀者、復不可下之。

少陰病、脈緊者、至七八日下利、其脈暴微、手足反溫、其脈緊反去、此為欲解、雖煩下利必自愈。

少陰病、下利、若利止、惡寒而蜷、手足溫者、可治。

踡當作蜷、余同

少陰病、惡寒而踡、時自煩、欲去其衣被者、可治。

少陰中風、其脈陽微陰浮、為欲愈。

少陰病、欲解時、從子盡寅。

少陰病、八九日、而一身手足盡熱、熱在膀胱、必便血。

灸原作炙、據上下文義改

少陰病、其人吐利、手足不逆、反發熱、不死。脈不至者、灸其少陰七壯。

少陰病、欬而下利。譫語。是為被火氣劫、故也。小便必難。為強責少陰汗也。

少陰病、但厥無汗。強發之。必動血。未知從何道出。或從口鼻目出。是為下厥上竭。為難治。

少陰病、惡寒自踡而利。手足逆者、不治。

少陰病、下利止而頭眩。時時自冒者、死。

少陰病、其人吐利躁逆者、死。

少陰病、四逆。惡寒而踡。其脈不至。其人不煩而躁者、死。

少陰病、六七日。其息高者、死。

少陰病、脈微細沉。但欲臥。汗出不煩。自欲吐。至五六日自利。復煩燥。不得臥寐者、死。

少陰病、始得之。反發熱。脈反沉者。麻黃細辛附子湯主之。

三挺亦云三兩

麻黃細辛附子湯方

麻黃二兩　細辛二兩　附子一枚炮去皮

合三味。以水二斗。先煮麻黃。減一升。去上沫。內諸藥。煮取三升。去滓。溫服一升。

少陰病。得之二三日。麻黃附子甘草湯。微發汗。以二三日無裏症。故微發汗。

麻黃附子甘草湯方

麻黃二兩　附子一枚炮去皮　甘草二兩炙

合三味。以水七升。先煮麻黃一二沸。去上沫。內諸藥。煮取二升半。去滓、溫服八合。

少陰病。得之二三日以上。心中煩。不得臥者。黃連阿膠湯主之。

黃連阿膠湯方

黃連四兩　黃芩一兩　芍藥二兩　雞子黃二枚　阿膠三挺

合五味。以水六升。先煮三味。取二升。去滓。內膠烊盡。內雞子黄。攪令相得。溫服七合。日三服。

少陰病。得之一二日。口中和。其背惡寒者、當灸之。附子湯主之。

少陰病。身體痛。手足寒。骨節痛。脈沉者、附子湯主之。

附子湯方

附子二枚炮去皮　茯苓三兩　人參二兩　白朮四兩　芍藥三兩

合五味。以水八升。煮取三升。去滓。分溫三服。

少陰病。下利、便膿血。桃花湯主之。

少陰病。二三日至四五日。腹痛。小便不利。下利不止、而便膿血者。桃花湯主之。

桃花湯方

赤石脂一斤一半完一半末　乾薑一兩　粳米一升

合三味。以水七升。煮米熟湯成。去滓。溫取七合。內赤石脂末一方寸匕。一服止。餘勿服。

少陰病。下利便膿血者。可刺。

少陰病。吐利。手足逆。煩躁欲死者。吳茱萸湯主之。方見前

少陰病。下利。咽痛。胸滿。心煩。猪膚湯主之。

猪膚湯方

猪膚一斤

右一味。以水一斗。煮取五升。去滓。內白蜜一升。白粉五合。熬香和令相得。溫分六服。

少陰病。二三日咽痛者。可與甘草湯。不差。可與桔梗湯。

甘草湯方

甘草二兩

右一味。以水三升。煮取一升半。去滓。溫服七合。日再服。

桔梗湯方

桔梗一兩　甘草二兩

合二味。以水三升。煮取一升。去滓。分溫再服。

少陰病。咽中傷。生瘡。不能言語。聲不出。苦酒湯主之。

苦酒湯方

雞子一枚去黃內好上苦酒於殼中　半夏洗破如棗核十四枚

合二味。內半夏著苦酒中。以雞子殼置刀環中。安火上。令三沸。去滓、少少含嚥之。不差。更作三劑、愈。

少陰病。咽中痛。半夏散及湯主之。

半夏散及湯方

半夏洗　桂枝　甘草炙

合三味。等分各異。擣合治之。白飲和服方寸匕。日三服。若不能散服者。以水一升。煎七沸。內散兩方寸匕。更煮三沸。下火。令小冷。少少含嚥之。半夏有毒。不當散服。

少陰病、下利。白通湯主之。

白通湯方

附子一枚生去皮　乾薑一兩　葱白四莖

合三味。以水三升。煮取一升。去滓。分溫再服。

少陰病。下利。脈微。服白通湯。利不止。厥逆無脈。乾嘔煩者。白通加猪膽汁湯主之。

白通加猪膽汁湯方

猪膽汁一合　人尿五合

右二味，內前湯中，和令相得，溫分再服。若無膽，亦可用。服湯，脈暴出者死，微續者生。

少陰病，二三日不已，至四五日，腹痛，小便不利，四肢沉重疼痛而利，此為有水氣。其人或欬，或小便不利，或下利，或嘔，玄武湯主之。

玄武湯方

茯苓　芍藥　生薑各三兩　白朮二兩　附子一枚，炮，去皮

合五味，以水八升，煮取三升，去滓，溫服七合。欬者，加五味子半升，細辛一兩，乾薑一兩；小便自利者，去茯苓；下利者，去芍藥，加乾薑二兩；嘔者，去附子，加生薑足前為半斤。利不止，便膿血者，宜桃花湯。方見前

少陰病，下利清穀，裏寒外熱，手足厥逆，脈微欲絕，身反惡寒，其人面赤，或腹痛，

或乾嘔。或咽痛。或利止而脈不出。通脈四逆湯主之。

通脈四逆湯方

甘草二兩炙　附子大者一枚生去皮　乾薑三兩強人可四兩

合三味。以水三升。煮取一升二合。去滓。分溫再服。其脈即出者、愈。面赤者、加葱白九莖。腹痛者、去葱。加芍藥二兩。嘔者、加生薑二兩。咽痛者、去芍藥。加桔梗一兩。利止脈不出者、去桔梗加人參二兩。病皆與方相應者乃加減服之。

少陰病四逆。其人或欬。或悸。或小便不利。或腹中痛。或洩利下重。四逆散主之。

四逆散方

甘草炙　枳實炙　柴胡　芍藥各十分

合四味。擣為散。白飲和服方寸匕。日三服。欬者、加五味子乾薑各五分。兼主利。悸者、加桂五分。小便不利者、加茯苓五分。腹中痛者、加附子一枚。炮。洩利下重者、先以水五升。煮薤白三升。取三升。去滓。以散三方寸匕。內湯中。煮取一升半。分溫再服。

不利疑為下利

少陰病。不利六七日。欬而嘔渴。心煩不得眠。猪苓湯主之。方見前

少陰病。得之二三日。口燥咽乾。急下之。宜承氣湯。

利清水疑為下利清水

少陰病。利清水。色青者、心下必痛。口乾燥者、可下之。宜承氣湯。

少陰病。六七日。腹滿不大便者。急下之。宜承氣湯。方見前

少陰病。其脈沉者、當溫之。宜四逆湯。

少陰病。其人飲食入則吐。心中嗢嗢欲吐。復不能吐。始得之。手足寒。脈弦遲。此胸中實。不可下也。當遂吐之。若膈上有寒飲。乾嘔者、不可吐。當溫之。宜四逆湯。

少陰病。下利。脈微澀者、即嘔。汗者、必數更衣。反少。當溫其上。灸之。一云灸厥陰五十壯

傷寒雜病論卷六

辨厥陰病脈症篇第十四

厥陰之為病。消渴。氣上撞心。心中疼熱。饑而不欲食。食則吐蚘。下之、利不止。

厥陰中風。其脈微浮為欲愈。不浮、為未愈。

厥陰病欲解時。從丑盡卯。

厥陰病。渴欲飲水者。與水飲之、即愈。

諸四逆厥者。不可下之。虛家亦然。

傷寒。先厥後發熱而利者。必止。見厥復利。

傷寒。始發熱六日。厥反九日而下利。厥利當不能食。今反能食。恐為除中。食之黍餅。不發熱者。知胃氣尚在。必愈。恐暴熱來出而復去也。後日脈之。其熱續在。期之旦日。夜半愈。所以然者。本發熱六日。厥反九日。復發熱三日。并前六日。亦為九日。與厥相應。故期之旦日夜半愈。後三日脈之。數。其熱不罷。此為熱氣有餘。必發癰膿。

傷寒脈遲六七日。而反與黃芩湯徹其熱。脈遲為寒。與黃芩湯復除其熱。腹中冷。當不能食。今反能食。此為除中。必死。

傷寒先厥發熱。下利必自止。而反汗出。咽中強痛。其喉為痹。發熱無汗。而利必自止。便膿血。便膿血者。其喉不痹。

傷寒一二日至四五日厥者。必發熱。前厥者。後必熱。厥深熱亦深。厥微熱亦微。厥應下之。而發其汗者。口傷爛赤。

凡厥者。陰陽氣不相順接。便為厥。厥者。手足逆者是。

傷寒病。厥五日。熱亦五日。設六日當復厥。不厥者自愈。厥不過五日。以熱五日。故知自愈。

傷寒、脈微而厥至七八日、膚冷。其人躁、無安時。此為藏厥。非為蚘厥也。蚘厥者、其人當吐蚘。今病者、靜而復時煩。此為藏寒。蚘上入膈。故須臾復止。得食而嘔又煩者。蚘聞食臭必出。其人常自吐蚘。蚘厥者、烏梅丸主之。

烏梅丸方

烏梅三百枚　細辛六兩　乾薑十兩　黃連十六兩　當歸四兩

蜀椒四兩汗　附子六兩炮　桂枝六兩　人參六兩　黃柏六兩

合一十味。異擣合治之。以苦酒漬烏梅一宿。去核。蒸之五斗米下。擣成泥。和諸藥。令相得。臼中與蜜杵千下。丸如梧桐子大。先食飲服十丸。日三服。少少加至二十丸。禁生冷滑物臭食等。

傷寒、熱少厥微。稍頭寒。嘔、嘿不欲食。煩躁數日。小便利。色白者。熱除也。欲得食。其病為愈。若厥而嘔。胸脇煩滿。其後必便血。

病者、手足厥冷言我不結胸。少腹滿。按之痛。此冷結在膀胱關元也。

傷寒、發熱四日。厥反三日。復發熱四日。厥少熱多。其病當愈。四日至六七日不除。必便膿血。

傷寒、厥四日。熱反三日。復厥五日。其病為進。寒多熱少。陽氣退、故為進。

傷寒、六七日。其脈數。手足厥。煩躁。陰厥不還者。死。

傷寒、下利厥逆。躁不能臥者、死。

傷寒、發熱下利。至厥不止者、死。

傷寒、六七日不利。便發熱而利。其人汗出不止者、死。有陰無陽、故也。

傷寒、五六日不結胸。腹滿脈虛。復厥者、不可下之。下之亡血、死。

傷寒、發熱而厥七日。下利者、為難治。

傷寒、脈促。手足厥逆者、可灸之。

傷寒，脈滑而厥者，其表有熱，一作裏 白虎湯主之。方見前

手足厥寒，脈為之細絕，當歸四逆湯主之。

當歸四逆湯方

當歸三兩　桂心三兩　細辛三兩　芍藥三兩　甘草二兩炙

通草二兩　大棗二十五枚

合七味，以水八升，煮取三升，去滓，溫服一升，日三服。

若其人有寒，當歸四逆加吳茱萸生薑湯主之。

當歸四逆加吳茱萸生薑湯方

吳茱萸二兩　生薑八兩

右前方中加此二味，以水四升，清酒四升，和煮取三升，去滓，分溫四服。

大汗出，熱不去，拘急，四肢疼，若下利，厥而惡寒，四逆湯主之。

大汗出。若大下利而厥。四逆湯主之。方見前

病者手足逆冷。脈乍緊者。邪結在胸中。心下滿而煩。饑不能食。病在胸中。當吐之。宜瓜蒂散。方見前

傷寒、厥而心下悸。先治其水。當與茯苓甘草湯。却治其厥。不爾、其水入胃必利。茯苓甘草湯主之。

茯苓甘草湯方

茯苓二兩　甘草一兩炙　桂枝二兩　生薑三兩

合四味。以水四升。煮取二升。去滓。分溫三服。

傷寒、六七日。其人大下後。脈沉遲。手足厥逆。下部脈不至。咽喉不利。唾膿血。洩利不止。為難治。麻黃升麻湯主之。

麻黃升麻湯方

本自寒下醫復吐之一云本自寒下醫復吐之

麻黃二兩半 知母十八銖 萎蕤十八銖 黃芩十八銖 升麻一兩六銖

當歸一兩六銖 芍藥 桂枝 石膏碎 乾薑

白朮 茯苓 麥門冬去心 甘草炙各六銖

合一十四味。以水一斗。先煮麻黃二沸。去上沫。內諸藥。煮取三升。去滓。分溫三服。一炊間、當汗出愈。

傷寒、四五日。腹中痛。若轉氣下趨少腹。為欲自利。

傷寒、本自寒。下醫復吐之、而寒格。更逆吐。食入即出。乾薑黃芩黃連人參湯主之。

乾薑黃芩黃連人參湯方

乾薑 黃芩 黃連 人參各三兩

合四味。以水六升。煮取二升。去滓。分溫再服。

下利有微熱。其人渴。脈弱者、自愈。

下利脈數。若微發熱。汗出者、自愈。設脈復緊。爲未解。

下利手足厥無脈。灸之不溫。反微喘者、死。少陰負趺陽者、爲順。

下利脈反浮數。尺中自澀。其人必清膿血。

下利清穀。不可攻其表。汗出必脹滿。

下利脈沉弦者、下重。其脈大者、爲未止。脈微弱數者、爲欲自止。雖發熱、不死。

下利脈沉而遲。其人面少赤。身有微熱。下利清穀。必鬱冒汗出而解。其人微厥。所以然者。其面戴陽、下虛故也。

下利脈反數而渴者、今自愈。設不差。必清膿血。有熱故也。

下利後、脈絕。手足厥。晬時脈還。手足溫者、生。不還者、死。

傷寒下利。日十餘行。其人脈反實者、死。

下利清穀。裏寒外熱。汗出而厥。通脈四逆湯主之。方見前熱利下重。白頭翁湯主之。

下利欲飲水者。白頭翁湯主之。

白頭翁湯方

白頭翁二兩　黃柏三兩　黃連三兩　秦皮三兩

合四味。以水七升。煮取二升。去滓。溫服一升。不差、更服。

下利腹滿。身體疼痛。先溫其裏。乃攻其表。溫裏宜四逆湯。攻表宜桂枝湯。方并見前

下利而譫語。為有燥屎。小承氣湯主之。方見前

下利後更煩。按其心下濡者、為虛煩也。梔子湯主之。方見前

嘔家有癰膿。不可治。嘔膿盡自愈。

（不可治。嘔膿盡自愈。一云不可治嘔。膿盡自愈）

嘔而發熱。小柴胡湯主之。方見前

嘔而脈弱。小便復利。身有微熱。見厥難治。四逆湯主之。方見前

乾嘔、吐涎沫、而復頭痛。吳茱萸湯主之。方見前

傷寒、大吐下之極虛。復極汗者。其人外氣怫鬱。復與其水。以發其汗。因得噦。所以然者。胃中寒冷故也。

傷寒、噦而腹滿者。視其前後。知何部不利。利之則愈。

辨傷寒宜忌脈症篇第十五

忌發汗第一

太陽病、發熱惡寒。寒多熱少。脈微弱、則無陽也。忌復發其汗。　咽喉乾燥者。忌發其汗。　太陽病、發其汗。因致痙。　少陰病、脈細沉數。病在裏。忌發其汗。　少陰病、脈微。忌發其汗。無陽故也。　脈浮而緊。法當身體疼痛。當以汗解。假令尺中脈遲者。忌發其汗。何以知然。此為榮氣不足。血氣微少故也。　咽中閉塞。忌發其汗。發其汗、即吐血。氣微絕逆冷。　厥逆、忌發其汗。發其汗、即聲亂、咽嘶、舌

萎。亡血家、忌攻其表、汗出則寒慄而振。衄家忌攻其表、汗出必額上陷、脈促急。汗家、重發其汗、必恍惚心亂、小便已陰疼。淋家忌發其汗、發其汗、必便血。瘡家、雖身疼痛、忌攻其表、汗出則痓。冬時忌發其汗、發其汗、必吐利、口中爛、生瘡。欬而小便利、若失小便、忌攻其表、汗則厥、逆冷。

宜發汗第二

大法、春夏宜發汗。太陽病、脈浮而數者、宜發其汗。太陽中風、陽浮而陰濡弱、浮者熱自發、濡弱者汗自出、濇濇惡寒、淅淅惡風、翕翕發熱、鼻鳴、乾嘔、桂枝湯主之。太陽、頭痛發熱、身體疼、腰痛、骨節疼痛、惡風、無汗而喘、麻黃湯主之。太陽中風、脈浮緊、發熱惡寒、身體疼痛、不汗出而煩躁、大青龍湯主之。陽明病、脈虛浮者、宜發其汗。陽明病、其脈遲、汗出多、而微惡寒者、表為未解、宜發其汗。太陰病、脈浮、宜發其汗。少陰病、得之二三日、麻黃附子甘草湯、微發汗。凡發汗、欲令手足皆周。漐漐一時間、益佳。不欲流離。若病不解。當重發汗。然汗多則亡陽。陽虛、不得重發汗也。凡服湯藥發汗。中病便止。不必盡劑也。凡云宜發汗而無湯者。丸散亦可用。然不如湯藥也。凡脈浮者。病在外。宜發其汗。

忌吐第三

太陽病。惡寒而發熱。今自汗出。反不惡寒而發熱。關上脈細而數。此吐之過也。

少陰病。其人飲食入則吐。心中嗢嗢。欲吐復不能吐。始得之。手足寒。脈弦遲。若膈上有寒飲。乾嘔。忌吐。當溫之。　諸四逆病厥、忌吐。虛家亦然。

宜吐第四

大法、春宜吐。　凡服吐湯。中病便止。不必盡劑也。　病如桂枝症。其頭項不強痛。寸口脈浮。胸中痞堅。上衝咽喉、不得息。此為有寒。宜吐之。　病胸上諸實。胸中鬱鬱而痛。不能食。欲使人按之。而反有涎唾。下利、日十餘行。其脈反遲。寸口微滑。此宜吐之。利即止。　少陰病。其人飲食入則吐。心中嗢嗢。欲吐復不能吐。宜吐之。　病者手足逆冷。脈乍緊。邪結在胸中。心下滿而煩。饑不能食。病在胸中。宜吐之。　宿食在上管。宜吐之。

忌下第五

太陽症不罷、忌下。下之、為逆。　太陽與陽明合病。喘而胸滿者、忌下。　太陽與少陽合病。心下痞堅。頸項強、而頭眩。忌下。　咽中閉塞、忌下。下之則上輕下重。水漿不下。　諸外實忌下。下之皆發微熱。亡脈則厥。　諸虛忌下。下之則渴。飲水易愈。惡水者劇。　脈數者、忌下。下之必煩利不止。　尺中弱澀者、復忌下。脈浮大、醫反下之。此為大逆。　結胸症。其脈浮大。忌下。下之、即死。　凡四逆病。厥者、忌下。虛家亦然。　病欲吐者、忌下。　病有外症未解。忌下。下之、為逆。　少陰病。食入即吐。心中嗢嗢欲吐。復不能吐。始得之、手足寒。脈弦遲。此胸中實。忌下。　傷寒五六日、不結胸。腹濡。脈虛。復厥者、忌下。下之、亡血則死。

宜下第六

大法、秋宜下。　陽明病。發熱汗多者。急下之。　陽明與少陽合病。利而脈不負者、為順。脈數而滑者、有宿食。宜下之。　少陰病。得之二三日。口燥咽乾者。急下之。　少陰病。五六日、腹滿。不大便者。急下之。　少陰病。下利清水。色青者、心下必痛。口乾者。急下之。　下利、三部脈皆浮。按其心下堅者。宜下之。　下利、脈遲而滑者、實也。利未欲止。宜下之。　凡宜下、以湯勝丸散。　凡服湯下。中病則止。不必盡三服。　問曰、人病有宿食。何以別之。答曰、寸口脈浮大。按之反澀。尺中亦微而澀。故知有宿食。宜下之。　凡病腹中滿痛者、為實。宜下之。　腹滿不減。減不足言。宜下之。　傷寒六七日。目中不了了。睛不和。無表裏症。大便難。身微熱者、此為實。急下之。　脈雙弦而遲。心下堅。脈大而緊者。陽中有陰。宜下之。傷寒有熱、而少腹滿。應小便不利。今反利。此為血。宜下之。　病者、煩熱汗出即解。復如瘧。日晡所發者、屬陽明。脈實者、當下之。　下利差。至其時復發。此為病不盡、宜復下之。

宜溫第七

大法、冬宜服溫熱藥。　師曰、病發熱頭痛。脈反沉。若不差。身體更疼痛。當救其裏。宜溫藥四逆湯。　下利、腹脹滿。身體疼痛。先溫其裏。宜四逆湯。　下利、脈遲緊。為痛未欲止。宜溫之。　下利、脈浮大者。此為虛。以強下之故也。宜溫之。與水必噦。　少陰病、下利、脈微澀。嘔者、宜溫之。　自利不渴者、屬太陰。其藏有寒、故也。宜溫之。　少陰病、其人飲食入則吐。心中嗢嗢欲吐。復不能吐。始得之、手足寒。脈弦遲。若膈上有寒飲。乾嘔、宜溫之。　少陰病。脈沉者。宜急溫之。　下利、欲食者。宜就溫之。

忌火第八

傷寒、加火針必驚。　傷寒、脈浮。而醫以火迫刦之。亡陽、必驚狂。臥起不安。　傷寒、其脈不弦緊而弱。弱者必渴。被火、必譫語。　太陽病。以火熏之、不得汗。其人必躁。到經不解。必清血。　陽明病、被火。額上微汗出。而小便不利。必發黃。　少陰病。欬而下利譫語。是為被火氣刦、故也。小便必難。為強責少陰汗也。

宜火第九

凡下利、穀道中痛。宜灸枳實若熬鹽等熨之。

宜下九字疑為錯簡

忌灸第十

微數之脈。慎不可灸。因火為邪。則為煩逆。　脈浮當以汗解。而反灸之。邪無從去。因火而盛。病從腰以下、必重而痹。此為火逆。　脈浮熱甚。而反灸之。此為實。實以虛治。因火而動。咽燥必唾血。

宜灸第十一

少陰病、一二日。口中和。其背惡寒。宜灸之。　少陰病、吐利。手足逆、而脈不足。灸其少陰七壯。　少陰病、下利。脈微澀者、即嘔。汗者、必數更衣。反少者、宜溫其上。灸之。一云灸厥陰五十壯。　下利、手足厥。無脈。灸之、主厥。厥陰是也。灸不溫。反微喘者、死。傷寒、六七日。其脈微。手足厥。煩燥。灸其厥陰。厥不還者、死。　脈促、手足厥者。宜灸之。

忌刺第十二

大怒無刺。　新內無刺。　大勞無刺。　大醉無刺。　大飽無刺。　大渴無刺。大驚無刺。　無刺熇熇之熱。無刺漉漉之汗。無刺渾渾之脈。無刺病與脈相逆者。　上工刺未生。其次刺未盛。其次刺其衰。工逆此者。是謂伐形。

宜刺第十三

太陽病頭痛至七日、自當愈。其經竟故也。若欲作再經者。宜刺足陽明。使經不傳、則愈。　太陽病。初服桂枝湯。而反煩不解。宜先刺風池、風府。乃却與桂枝湯、則愈。　傷寒、腹滿而譫語。寸口脈浮而緊者。此為肝乘脾。名曰縱。宜刺期門。傷寒發熱。濇濇惡寒。其人大渴。欲飲酨漿者。其腹必滿。而自汗出。小便利。其病欲解。此為肝乘肺。名曰橫。宜刺期門。　陽明病。下血而譫語。此為熱入血室。但頭汗出者。刺期門。隨其實而寫之。　太陽與少陽合病。心下痞堅。頸項強眩。宜刺大椎、肺俞、肝俞。勿下之。　婦人傷寒。懷身腹滿。不得小便。加從腰以下重。如有水氣狀。懷身七月。太陰當養不養。此心氣實。宜刺寫勞宮、及關元。小便利、則愈。　傷寒喉痹。刺手少陰。穴在腕當小指後動脈是也。針入三分補之。　少陰病。下利便膿血者、宜刺。

忌水第十四

發汗後飲水多者、必喘。以水灌之、亦喘。　下利、其脈浮大。此為虛以強下之故也。設脈浮革。因爾腸鳴。當溫之。與水必噦。　太陽病。小便利者、為水多。心下必悸。

宜水第十五

太陽病、發汗後。若大汗出。胃中乾燥。煩不得眠。其人欲飲水。當稍飲之。令胃氣和、則愈。　厥陰渴欲飲水。與水飲之、則愈。　嘔而吐膈上者、必思煮餅。急思水者。與五苓散飲之。水亦得也。

傷寒雜病論卷七

辨發汗吐下後病脈症篇第十六

本發汗而復下之，此為逆也。若先發汗，治不為逆。本先下之，而反汗之，為逆。若先下之，治不為逆。

汗家，重發汗，必恍惚心亂，小便已，陰疼，與禹餘糧丸。

禹餘糧丸方

禹餘糧　赤石脂　生梓皮各三兩　赤小豆半升

合四味，共為末，蜜丸如彈子大，以水二升，煮取一升，早暮各一服。

服桂枝湯，汗出，大煩渴不解，若脈洪大，與白虎湯。方見前

發汗後，身體疼痛，其脈沉遲，桂枝加芍藥生薑人參湯主之。

桂枝加芍藥生薑人參湯方

桂枝三兩　芍藥四兩　生薑四兩　甘草二兩炙
大棗十二枚　人參三兩
合六味。以水一斗二升。煮取三升。去滓。溫服一升。本云桂枝湯。今加芍藥生薑人參。
太陽病、發其汗而不解。其人發熱。心下悸。頭眩身瞤而動。振振欲擗地者。玄武湯主之。方見前
發汗後、其人臍下悸。欲作奔豚。茯苓桂枝甘草大棗湯主之。
茯苓桂枝甘草大棗湯方
茯苓半斤　桂枝四兩　甘草一兩炙　大棗十五枚
合四味。以水一斗。先煮茯苓。減二升。內諸藥。煮取三升。去滓。溫服一升。日三服。
發汗過多以後。其人叉手自冒。心下悸、而欲得按之。桂枝甘草湯主之。

嚼頓當作頓

桂枝甘草湯方

桂枝四兩　甘草二兩炙

合二味。以水三升。煮取一升。去滓嚼服即愈。

發汗、脈浮而數、復煩者。五苓散主之。方見前

發汗後、腹脹滿。厚朴生薑半夏甘草人參湯主之。

厚朴生薑半夏甘草人參湯方

厚樸半斤　生薑半斤　半夏半斤　甘草二兩炙　人參一兩

合五味。以水一斗。煮取三升。去滓。溫服一升。日三服。

發其汗不解。而反惡寒者。虛故也。芍藥甘草附子湯主之。

芍藥甘草附子湯方

芍藥　甘草各三兩炙　附子一枚炮去皮

合三味。以水三升。煮取一升二合。去滓。分溫三服。

不惡寒。但熱者、實也。當和其胃氣。宜小承氣湯。方見前

凡病、若發汗。若吐、若下、若亡血。無津液而陰陽自和者。必自愈。

傷寒、吐下發汗後。心下逆滿。氣上衝胸。起即頭眩。其脈沉緊。發汗即動經。身為振搖。茯苓桂枝白朮甘草湯主之。

茯苓桂枝白朮甘草湯方

茯苓四兩　桂枝三兩　白朮　甘草炙各二兩

合四味。以水六升。煮取三升。去滓。分溫三服。

發汗吐下以後。不解、煩躁。茯苓四逆湯主之。

茯苓四逆湯方

茯苓四兩　人參一兩　甘草二兩炙　乾薑一兩半　附子一枚生去皮

合五味。以水五升。煮取二升。去滓。溫服七合。日三服。

發汗吐下後，虛煩不得眠，劇者，反復顛倒，心中懊憹，梔子湯主之。若少氣，梔子甘草湯主之。若嘔者，梔子生薑湯主之。梔子湯方見前

梔子甘草湯方　於梔子湯中，加甘草二兩，即是。

梔子生薑湯方　於梔子湯中，加生薑五兩，即是。

傷寒下後，煩而腹滿，臥起不安，梔子厚朴湯主之。

梔子厚朴湯方

梔子十四枚　厚朴四兩炙　枳實四枚炙

合三味，以水三升半，煮取一升半，去滓，分二服，溫進一服，得快吐，止後服。

下以後，發其汗，必振寒，又其脈細微，所以然者，內外俱虛故也。

發汗若下之，煩熱，胸中窒者，屬梔子湯症。

下以後，復發其汗者，則晝日煩躁不眠，夜而安靜，不嘔不渴，而無表症，其脈沉

微。身無大熱。屬附子乾薑湯。

附子乾薑湯方

附子一枚生去皮　乾薑一兩

合二味。以水三升。煮取一升。去滓。頓服即安。

太陽病。先下而不愈。因復發其汗。表裏俱虛。其人因冒。冒家當汗出自愈。所以然者、汗出表和故也。表和、然後下之。

傷寒、醫以丸藥大下後。身熱不去、微煩。梔子乾薑湯主之。

梔子乾薑湯方

梔子十四枚　乾薑二兩

合二味。以水三升半。煮取一升半。去滓。分二服。溫進一服。得快吐。止後服。

脈浮數。法當汗出而愈。而下之。則身體重。心悸者。不可發其汗。當自汗出而解。

所以然者，尺中脈微，此裏虛，須表裏實，津液自和，自汗出愈。

發汗以後，不可行桂枝湯，汗出而喘，無大熱，與麻黄杏子石膏甘草湯。

麻黄杏子石膏甘草湯方

麻黄四兩　杏子五十枚，去皮尖　石膏半斤，碎　甘草二兩，炙

合四味，以水七升，先煮麻黄一二沸，去上沫，內諸藥，煮取三升，去滓，溫服一升。本云黄耳杯。

黄耳杯又名羽觴，為古代酒器。此處之意或為一次服用量

傷寒吐下後，七八日不解，熱結在裏，表裏俱熱，時時惡風，大渴，舌上乾燥而煩，欲飲水數升，白虎湯主之。方見前

傷寒吐下後，未解，不大便五六日至十餘日，其人日晡所發潮熱，不惡寒，猶如見鬼神之狀，劇者發則不識人，循衣妄撮，怵惕不安，微喘直視，脈弦者生，澀者死，微者但發熱譫語，與承氣湯，若下者，勿復服，大下後，口燥，裏虛故也。

陰易坊本多為陰陽易

辨陰易病已後勞復脈症篇第十七

傷寒、陰易之為病。身體重、少氣。少腹裏急。或引陰中拘攣。熱上衝胸。頭重不欲舉。眼中生花。卵胞赤。膝脛拘急。燒褌散主之。

燒褌散方

婦人裏褌近陰處燒灰。

右一味。水和服方寸匕。日三、小便即利。陰頭微腫、此為愈。

大病已後、勞復。枳實梔子湯主之。

枳實梔子湯方

枳實三枚炙　豉一升　梔子十四枚

合三味。以酢漿七升。先煎取四升。次內二味。煮取二升。內豉、煮五六沸。去滓。分溫再服。若有宿食。內大黃如博棊子大五枚。服之、愈。

傷寒、差已後。更發熱。小柴胡湯主之。脉浮者、以汗解之。脉沉實者、以下解之。

大病已後。腰以下有水氣。牡蠣澤瀉散主之。

牡蠣澤瀉散方

牡蠣熬　澤瀉　蜀漆洗　商陸　葶藶熬

海藻洗　栝蔞根各等分

合七味。擣為散。飲服方寸匕。日三服。小便即利。

傷寒解後。虛羸少氣。氣逆欲吐。竹葉石膏湯主之。

竹葉石膏湯方

竹葉二把　半夏洗半升　麥門冬去心一升　甘草炙　人參各二兩

石膏碎一斤　粳米半升

合七味。以水一斗。煮取六升。去滓。內粳米。熟湯成。溫服一升。日三服。

大病已後。其人喜唾。久久不了。胸上有寒。當温之。宜理中丸。

病人脈已解。而日暮微煩者。以病新差。人強與穀。脾胃氣尚弱。不能消穀。故令微煩。損穀即愈。

傷寒雜病論卷八

辨霍亂病脈症篇第十八

問曰、病有霍亂者、何也。答曰、嘔吐而利。此為霍亂。

問曰、病者發熱頭痛。身體疼痛。惡寒而復吐利。當屬何病。答曰、當為霍亂。霍亂吐下利止。復更發熱也。

傷寒、其脈微濇。本是霍亂。今是傷寒。却四五日、至陰經上轉入陰、當利。本素嘔下利者、不治。若其人即欲大便。但反失氣而不利者。是為屬陽明。必堅。十二日愈。所以然者。經竟故也。

下利後當堅。堅能食者、愈。今反不能食。到後經中頗能食。復一經能食。過之一日當愈。若不愈。不屬陽明也。惡寒脈微而復利。利止必亡血。四逆加人參湯主之。

四逆加人參湯方

四逆湯中加人參一兩即是。

霍亂而頭痛發熱，身體疼痛，熱多欲飲水，五苓散主之；寒多不用水者，理中湯主之。五苓散方見前

理中湯方

人參　乾薑　甘草炙　白朮各三兩

合四味，以水八升，煮取三升，去滓，溫服一升，日三服。臍上築者，為腎氣動，去朮加桂四兩；吐多者，去朮加生薑三兩；下利多者，復用朮；悸者，加茯苓二兩；渴者，加朮至四兩半；腹中痛者，加人參至四兩半；寒者，加乾薑至四兩半；腹滿者，去朮加附子一枚。服藥後如食頃，飲熱粥一升，微自溫暖，勿發揭衣被。一方，蜜和丸，如雞黃許大，以沸湯數合和一丸，研碎，溫服，日三夜二。腹中未熱，益至三四丸，然不及湯。

吐利止，而身體痛不休，當消息和解其外，宜桂枝湯小和之。

吐利汗出，發熱惡寒，四肢拘急，手足厥，四逆湯主之。

既吐且利，小便復利，而大汗出，下利清穀，裏寒外熱，脈微欲絕，四逆湯主之。

吐已下斷，汗出而厥，四肢不解，脈微欲絕，通脈四逆加豬膽湯主之。

通脈四逆加豬膽湯方

於通脈四逆湯中，加豬膽汁半合，即是。服之，其脈即出。無豬膽，以羊膽代之。

吐利發汗，其人脈平而小煩，此新虛不勝穀氣，故也。

辨百合狐惑陰陽毒病脈症篇第十九

論曰：百合病者，百脈一宗，悉致其病也。意欲食，復不能食，常默默然，欲臥不能臥，欲行不能行，欲飲食，或有美時，或有不欲聞食臭時，如寒無寒，如熱無熱，口苦，小便赤，諸藥不能治，得藥則劇，吐利，如有神靈者，身形如和，其脈微數，每溺時頭痛者。六十日、乃愈。若溺時頭不痛淅淅然者、四十日愈。若溺快然、但頭眩者。二十日愈。其症或未病而預見。或病四五日而出。或二十日。或一月後見者。各隨症治之。

百合病。發汗後者。百合知母湯主之。

百合知母湯方

百合七枚 知母三兩

合二味。先以水洗百合。漬一宿。當白沫出。去其水。別以泉水煎取一升。去滓。別以泉水二升、煎知母。取一升。後合煎。取一升五合。分溫再服。

百合病下之後者。百合滑石代赭石湯主之。

百合滑石代赭石湯方

百合七枚 滑石三兩碎 代赭石如彈丸大一枚碎

合三味。先煎百合如前法。别以泉水二升。煎滑石、代赭石、取一升。去滓。後合和重煎。取一升五合。分溫再服。

百合病。吐之後者。百合雞子黄湯主之。

百合雞子黄湯方

百合七枚　雞子黄一枚

合二味。先煎百合如前法。取一升。去滓。內雞子黄、攪勻。煎五分、溫服。

百合病。不經吐下發汗。病形如初者。百合地黄湯主之。

百合地黄湯方

百合七枚　生地黄汁一升

合二味。先煎百合如前法。取一升。去滓。內地黄汁。煎取一升五合。溫分再服。中病勿更服。大便當如漆。

百合病，一月不解，變成渴者，百合方洗之。洗已，令食煮餅，勿以鹹豉也。設渴不差者，菰蔞牡蠣散主之。

百合洗方

百合一升

以水一斗，漬之一宿，以洗身。

菰蔞牡蠣散方

菰蔞根　牡蠣各等分

合二味，為細末，飲服方寸匕，日三服。

百合病，變發熱者，百合滑石散主之。

百合一兩　滑石三兩

合二味，為散，飲服方寸匕，日三服。當微利者，止服，熱則除。

百合病，見於陰者，以陽法救之；見於陽者，以陰法救之。見陽攻陰，復發其汗，此為逆。見陰攻陽。乃復下之。此亦為逆。

狐惑之為病。狀如傷寒。默默欲眠。目不得閉。臥起不安。蝕於喉為惑。蝕於陰為狐。不欲飲食。惡聞食臭。其面目乍赤、乍黑、乍白。蝕於上部、則音嗄。甘草人參瀉心湯主之。蝕於下部、則咽乾。苦參湯洗之。蝕於肛者、雄黃熏之。

甘草人參瀉心湯方

甘草四兩炙　黃芩　乾薑　人參各三兩　半夏半升洗

黃連一兩　大棗十二枚

合七味。以水一斗。煮取六升。去滓。再煎取三升。溫服一升。日三服。

苦參湯方

苦參半斤　桃根白皮　柳葉　槐白皮各四兩

合四味。以水三斗。煎取一斗。去滓。熏洗、日三。

雄黄熏法

雄黄一味爲末。筒瓦二枚合之。燒向肛熏之。

病者、脈數無熱。微煩。默默但欲卧。汗出。初得之三四日。目赤如鳩眼。七八日、目四眥皆黑。若能食者。膿已成也。赤小豆當歸散主之。

赤小豆當歸散方

赤小豆三升浸令芽出暴乾　當歸十分

合二味。杵爲散。漿水服方寸匕。日三服。

陽毒之爲病。面赤斑、斑如錦紋。咽喉痛。吐膿血。五日可治。七日不可治。升麻鱉甲湯主之。

升麻鱉甲湯方

升麻　當歸　甘草炙各二兩　鱉甲手指大一片炙　雄黄半兩研

蜀椒一兩炒去汗　合六味，以水四升，煮取一升，頓服之，老小再服，取汗。

陽毒病，其人身輕，腰背痛，煩悶不安，狂言，或走，或見鬼，或吐血下利，脈浮大數者，得之傷寒一二日，或服藥吐下後所致，五日可治，至七日不可治也，升麻湯主之。

升麻湯方

升麻　甘草炙各三兩　桂枝　當歸　防風各二兩　蜀椒一兩炒去汗　雄黃半兩研

合七味，以水四升，煮取三升，溫服，取汗。

陰毒之為病，面目青，身痛如被杖，咽喉痛，五日可治，七日不可治，升麻鱉甲湯去雄黃蜀椒主之。

升麻鱉甲去雄黃蜀椒湯方

即升麻鱉甲湯原方去雄黄蜀椒。煎服如前法。

陰毒病。其人身重背強。腹中絞痛。咽喉不利。毒氣攻心。心下堅強。短氣不得息。嘔逆。唇青面黑。四肢厥冷。脈沉細堅數者。有傷寒初病一二日即得。或服藥六七日以上、至十日所致。五日可治。至七日不可治也。甘草細辛湯主之。

甘草細辛湯方

升麻　甘草　當歸　細辛各三兩　蜀椒一兩炒去汗

鱉甲手指大一片炙

合六味。以水四升。煮取三升。溫服取汗。

辨瘧病脈症篇第二十

師曰、瘧脈自弦。弦數者、多熱。弦遲者、多寒。弦沉緊者、下之差。弦緊者、可溫之。弦浮緊者、可發汗針灸也。弦滑大者、可吐之。弦數者、風發也。以飲食消息止之。

病瘧以月。一日發。當十五日愈。設不差。當月盡解。如其不差。當云何。師曰、此為結癥瘕，名曰瘧母，當急治之，宜鱉甲煎丸。

鱉甲煎丸方

鱉甲炙　赤硝各十二分　烏扇燒　黄芩　鼠婦熬各三分

桂枝尖　乾薑　大黄　石韋去毛　厚樸

紫葳　半夏洗去涎　牡丹皮　阿膠　芍藥

𧏡蟲各五分　茈胡　蜣螂熬各六分　葶藶　人參各一分

瞿麥　桃仁去皮尖各二分　蜂窠炙四分

合二十三味，為末，取煅龜下灰一斗，清酒一斛五升，浸灰，俟酒盡一半，著鱉甲於中，煮令泛爛如膠漆，絞取汁，内諸藥，煎為丸，如梧子大，空心服七丸，日三服。

瘧病解，數日復發，此非瘧母，以日久極虛故也，當和其胃，陰陽和，必自愈。鱉甲理中丸調之。

鱉甲理中丸方

鱉甲炙十二片　人參　白朮　乾薑　麥門冬　甘草炙各四兩

半夏洗二兩　海藻　大戟各三兩

合九味爲末。煉蜜作丸。如梧子大。以十丸煎黃酒。空心服。日三服。忌食生冷油滑等物。

師曰、陰氣孤絶。陽氣獨發。則熱而少氣煩冤。手足熱而欲嘔。名曰癉瘧。若但熱不寒者。邪氣內藏於心。外舍分肉之間。令人消爍肌肉。

溫瘧者、其脈如平。身無寒。但熱。骨節煩疼。時嘔。白虎加桂枝湯主之。

白虎加桂枝湯方

知母六兩　石膏碎一斤　甘草炙二兩　秔米六合　桂枝三兩

合五味。以水一斗。煮米熟湯成。去滓。溫服一升。日三服。

瘧多寒者。名曰牡瘧。蜀漆散主之。牡蠣湯亦主之。

蜀漆散方

蜀漆洗去腥　雲母燒二日夜　龍骨各等分

合三味、杵為散。未發前。以漿水服半錢匕。

牡蠣湯方

牡蠣　麻黃各四兩　甘草二兩　蜀漆三兩燒去腥

合四味。以水八升。先煮麻黃蜀漆。去上沫。得六升。內諸藥。煮取二升。溫服一升。若吐、勿更服。

瘧病發渴者。茈胡去半夏加菰藪根湯主之。亦治勞瘧。

茈胡去半夏加菰藪根湯方

茈胡八兩　人參　黄芩　生薑　甘草炙各三兩
大棗十二枚　栝蔞根四兩

合七味，以水一斗，煮取六升，去滓，再煎取三升，温服一升，日三服。初服微煩，復服汗出，便愈。

辨中風歷節脚氣病脈症篇第二十一

夫風之為病，當半身不遂，或但臂不遂者，此為痹。脈似微而數，中風使然。

寸口脈浮而緊，緊則為寒，浮則為風，寒風相搏，邪在皮膚，浮者血虚，絡脈空虚，賊邪不瀉，或左或右，邪氣反緩，正氣即急，正氣引邪，喎僻不遂，邪在於絡，肌膚不仁；邪在於經，即重不勝；邪在於府，即不識人；邪入於藏，舌即難言，口吐涎。

大風四肢煩重，心中惡寒不足者，侯氏黑散主之。

侯氏黑散方

菊花四十分　白朮　防風各十分　桔梗八分　黃芩五分
細辛　乾薑　人參　茯苓　當歸
川芎　牡蠣　礬石　桂枝各三分
合十四味。杵為散。酒服方寸匕。日一服。初服二十日。溫酒調服。禁一切魚肉大蒜。常宜冷食。六十日止。即藥積在腹中不下也。熱食即下矣。冷食自能助藥力。
寸口脈遲而緩。遲則為寒。緩則為虛。榮緩則為亡血。衛緩則為中風。邪氣中經。則身癢而癮疹。心氣不足。邪氣入中。則胸滿而短氣。
風熱癱癇。風引湯主之。亦治大人風引。小兒驚癇瘈瘲。日數發。醫所不療。大能除熱。
風引湯方

大黄　乾薑　龍骨各四兩　桂枝尖三兩　牡蠣　甘草各二兩

滑石　寒水石　赤石脂　白石脂　紫石英　石膏各六兩

合十二味，杵麤篩，以葦囊盛之，取三指撮，井花水三升，煮三沸，溫服一升。

病中風，如狂狀，妄行，獨語不休，無熱，其脈浮者，宜防己地黄湯。

防己地黄湯方

防己　甘草各一分　桂枝尖　防風各三分

合四味，以酒一杯，漬之，絞取汁，生地黄二斤，㕮咀，蒸之如斗米飯久，以銅器盛藥汁，更絞地黄汁，和分再服。

中風痱，身體不能自收持，口不能言，冒昧不知痛處，或拘急不得轉側，續命湯主之。

續命湯方

麻黃　桂枝尖　甘草　乾薑　石膏　當歸

人參各三兩　杏仁四十粒去皮尖　芎藭一兩五錢

合九味。以水一斗。煮取四升。溫服一升。當小汗。薄覆脊。憑几坐。汗出則愈。不汗更服。無所禁。勿當風。

中風、但伏不得臥。欬逆上氣。面目浮腫。續命湯主之。

中風、手足拘急。百節疼痛。煩熱心亂。惡寒。經日不欲飲食。或心中熱。或腹滿。或氣逆。或悸。或渴。或先有寒者。獨活細辛三黃湯主之。

獨活細辛三黃湯方

獨活四分　細辛　黃耆各二分　麻黃五分　黃芩三分

合五味。以水六升。煮取二升。分溫三服。一服小汗出。二服大汗出。心熱、加大黃二分。腹滿、加枳實一枚。氣逆、加人參三分。悸、加牡蠣三分。渴、加菰藪根三分。先有寒者、加附子一枚。

頭風大附子散摩之。若劇者、頭眩重。苦極不知食味。此屬風虛。煖肌補中益精氣。朮附湯主之。

大附子散方

大附子一枚　鹽一兩　合二味。為散。沐了。以方寸匕、摩頭上。令藥力行。

朮附湯方

白朮二兩　附子一枚半炮去皮　甘草一兩炙

合三味。剉。每五錢匕。生薑五片。大棗一枚。水盞半。煎七分。去滓、溫服。

寸口脈沉而弱。沉即主骨。弱即主筋。沉即為腎。弱即為肝。汗出入水中。如水傷心。歷節痛。黄汗出。故曰歷節。

趺陽脈浮而滑。滑則穀氣實。浮則汗自出。少陰脈浮而弱。弱則血不足。浮則為風。風血相搏即疼痛如掣。盛人脈澀小。短氣。自汗出。歷節疼痛。不可屈伸。此皆飲酒汗出。當風所致。

諸肢節疼痛。身體尪羸。脚腫如脫。頭眩短氣。嗢嗢欲吐。桂枝芍藥知母湯主之。

桂枝芍藥知母湯方

桂枝尖　知母　防風　白朮各四兩　芍藥三兩

麻黃　附子　甘草各二兩　生薑五兩

合九味。以水七升。先煮麻黃減二升。去上沫。內諸藥同煎。取二升。溫服七合。日三服。

味酸則傷筋。筋傷則緩。名曰泄。鹹則傷骨。骨傷則痿。名曰枯。枯泄相搏。名曰斷泄。榮氣不通。衛不獨行。榮衛俱微。三焦無所御。四屬斷絕。身體羸瘦。獨足腫大。黃汗出。脛冷。假令發熱。便為歷節也。

病歷節不可屈伸、疼痛。烏頭湯主之。

烏頭湯方

烏頭五枚大附子亦可　麻黄　芍藥　黄耆　甘草炙各三兩

合五味。先將烏頭㕮咀。以蜜三升。煎取二升。即出烏頭。另四味。以水三升。煮取一升。去滓。內蜜煎中更煎之。服七合。不知盡服。

病如傷寒症。先發熱惡寒肢疼痛。獨足腫大者。此非歷節。名曰脚氣。於寒濕中求之。若脛不腫、而重弱者。濕熱也。當責其虛。或痹或痛、或攣急、或緩縱。以意消息調之。

病脚氣疼痛。不可屈伸者。烏頭湯主之。服湯已。其氣衝心者。復與礬石湯浸之。

礬石湯方

礬石二兩　一味、以漿水一斗五升。煎三五沸。浸脚良。

病脚氣上衝。少腹不仁者。急治之。崔氏八味丸主之。若上氣喘急者、危。加嘔吐者、死。

崔氏八味丸方

乾地黄八兩　山茱萸　薯蕷各四兩　澤瀉　茯苓　牡丹皮各三兩　附子一枚炮　桂枝一兩

合八味。末之。煉蜜作丸。如梧子大。酒下十五丸。日再服。

越脾加朮湯。治內極熱。則身體津脫。腠理開。汗大泄。厲風氣。下焦脚弱。

越脾加朮湯方

麻黄六兩　石膏半斤　生薑　甘草各二兩　大棗十五枚　白朮四兩

合六味。以水六升。先煮麻黄。去上沫。內諸藥。煮取三升。分三服。惡風、加附子一枚。炮破八片。

傷寒雜病論卷九

辨血痹虚勞病脈症篇第二十二

問曰、血痹之病。從何得之。師曰、夫尊榮人。骨弱。肌膚盛。重因疲勞汗出。卧不時動揺。加被微風。遂得之。但以脈自微澀。在寸口關上。小緊、宜針。引陽氣令脈和。緊去、則愈。

血痹陰陽俱微。寸口關上微。尺中小緊。外症、身體不仁。如風痹狀。黄耆桂枝五物湯主之。

黄耆桂枝五物湯方

黄耆　芍藥　桂枝尖各三兩　生薑六兩　大棗十二枚

合五味。以水六升。煮取三升。温服七合。日三服。

夫男子、平人脈大為勞。脈極虚、亦為勞。

男子面色薄者，主渴、及亡血，卒喘悸，脈浮者，裏虛也。
男子脈虛沉弦，無寒熱，短氣裏急，小便不利，面色白，時目眩，兼衄，少腹滿，此為勞使之然。
勞之為病，其脈浮大，手足煩，春夏劇，秋冬差，陰寒精自出，痠削不能行。
男子脈浮弱而澀，為無子，精氣清冷。
夫失精家，少腹弦急，陰頭寒，目眩、髮落，脈極虛芤遲，為清穀、亡血失精。桂枝龍骨牡蠣湯主之。脈得諸芤動微緊，男子失精，女子夢交，天雄散主之。若虛弱，發熱，汗出、不眠者，加減龍骨牡蠣湯主之。

桂枝龍骨牡蠣湯方

桂枝尖　芍藥　生薑　龍骨　牡蠣各三兩　甘草二兩，炙
大棗十二枚

合七味，以水七升，煮取三升，分溫三服。

天雄散方

天雄（炮）　龍骨（各三兩）　白朮　桂枝尖（各六兩）

合四味。杵為散。酒服半錢匕。日三服。不知稍增之。

加減龍骨牡蠣湯方

即桂枝龍骨牡蠣湯。除桂枝、加白薇、附子、各三兩。煎服如前法。

男子平人。脈虛弱細微者。喜盜汗也。

人年五六十。其病脈大者。痹俠背行。若腸鳴。馬刀俠癭者。皆為勞得之。

脈沉小遲。名脫氣。其人疾行、則喘喝。手足逆寒。腹滿。甚則溏泄。食不消化也。

脈弦而大。弦則為減。大則為芤。減則為寒。芤則為虛。虛寒相搏。此名為革。婦人則半產漏下。男子則亡血失精。

虛勞裏急、悸衄。腹中痛。夢失精。四肢痠疼。手足煩熱。咽乾口燥。小建中湯主之。

虛勞裏急諸不足。或氣短胸滿。或腹滿。或肺氣虛損。黃耆建中湯主之。

黃耆建中湯方

即小建中湯內。加黃耆三兩。煎服依原法。氣短胸滿者。加生薑足前成四兩。腹滿者。加茯苓一兩半。及療肺虛損不足。補氣加半夏三兩。小建中湯方見前

虛勞腰痛。少腹拘急。小便不利者。八味腎氣丸主之。方見前

虛勞不足。心中痛。食即氣咽。喜忘。奄奄忽忽。若有所見。夜不能寐。合目欲眠。聰聞人語。苦驚。咽痛口瘡。大便難。時復溏洩。龍骨鱉甲茯苓丸主之。

龍骨鱉甲茯苓丸方

龍骨　鱉甲炙　遠志　菖蒲　當歸

半夏洗　五味子　乾薑　獨活　防風

白蘞　紫苑　阿膠　桔梗各二兩　麥門冬

黄耆　茯苓　人參　桂枝尖各二兩　生地黄

生薑各四兩　大棗三十枚　合二十二味、為末。搗膏煉蜜和丸。如梧子大。

飲服十丸。日三。加至二十丸。散服亦佳。

虛勞諸不足。風氣百疾。薯蕷丸主之。

薯蕷丸方

薯蕷三十分　甘草二十分　當歸　神粬　豆黄卷

乾地黄　桂枝尖各十分　人參　阿膠各七分　白朮

麥門冬　芍藥　芎藭　杏仁　防風各六分

茯苓　茈胡　桔梗各五分　乾薑三分　白蘞二分

大棗百枚為膏

合二十一味。末之。煉蜜為丸。如彈子大。空腹酒服一丸。一百丸為劑。

虛勞虛煩不得眠。酸棗仁湯主之。

酸棗仁湯方

酸棗仁二升　甘草　芎藭各一兩　知母　茯苓各二兩

合五味。以水八升。煮酸棗仁、得六升。內諸藥。煮取三升。分溫三服。

五勞虛極。羸瘦腹滿。不欲飲食。食傷、憂傷、飲傷、房室傷、飢傷、勞傷、經絡榮衛氣傷。內有乾血。肌膚甲錯。兩目黯黑。緩中補虛。大黃䗪蟲丸主之。

大黃䗪蟲丸方

大黃十分蒸　䗪蟲半升　桃仁　杏仁　虻蟲各一升　乾地黃十兩

水蛭　蠐螬各一百枚　芍藥四兩　乾漆一兩　黃芩二兩　甘草三兩

合十二味。末之。煉蜜和丸。小豆大。酒服五丸。日三服。

虛勞不足。汗出而悶。脈結、心悸。行動如常。不出百日。危急者、二十一日死。炙甘

草湯主之。方見前

虛勞不足。如大風狀。心痛徹背。背痛徹心。去來如常。或心煩悶。或腹脹痛。時寒時熱。面色乍青乍黃。飲食不變。坐起無常。卒眩仆。不識人。名曰行尸。本強數損。勞傷五腧。入房大汗出。旋時任勞。或出當風。風入與水濕并潛伏心下。邪正相搏。久久得之。其飲食起居如故。卒發不知者。以五內受氣故也。設無王氣。為難治。麻黃細辛附子續命湯主之。

麻黃細辛附子續命湯方

麻黃三兩　細辛　桂枝尖　芎藭　防風　人參

芍藥　秦艽　甘草炙　獨活　防己　黃芩

白朮　生薑　附子炮去皮各二兩　大棗十二枚

合十六味。㕮咀。以水一斗三升。先煮麻黃一沸。去沫、內諸藥。煮取五升。去滓。

煎取三升。分三服。老小久病服五合。取汗。勿令見風。忌生冷油腥等物。

冷勞。獺肝散主之。又主鬼疰。一門相染。

獺肝散方

獺肝一具炙乾 末之。水服方寸匕。日三服。

辨肺痿肺癰欬嗽上氣病脈症篇第二十三

問曰、熱在上焦者。因欬為肺痿。肺痿之病。從何得之。師曰、或從汗出。或從嘔吐。或從消渴。小便利數。或從便難。又被快藥下利。重亡津液。故得之。曰、寸口脈數。其人欬。口中反有濁唾涎沫者何。師曰、為肺痿之病。若口中辟辟燥。欬即胸中隱隱痛。脈又滑數。此為肺癰。欬唾膿血。脈數虛者、為肺痿。數實者、為肺癰。

問曰、病欬逆。脈之、何以知為肺癰。當有膿血。吐之則死。其脈何類。師曰、寸口脈浮而數。浮則為風。數則為熱。浮則汗出。數則惡寒。風中於衛。呼氣不入。熱過於榮。吸而不出。風傷皮毛。熱傷血脈。風舍於肺。其人則欬。口乾喘滿。咽燥不渴。多唾濁沫。時時振寒。熱之所過。血爲之凝滯。蓄結。癰膿。吐如米粥。始萌可救。膿成則死。

問曰、振寒發熱。寸口脈滑而數。其人飲食起居如故。此爲癰腫病。醫者不知。以傷寒治之。病不愈。因唾以知有膿。膿之所在。何以別其處。師曰、假令痛在胸中者。爲肺癰。其人脈數。欬唾有膿血。設膿未成。其脈自緊數。緊去但數。膿已成也。

寸口脈數。趺陽脈緊。數則爲熱。緊則爲寒。寒熱相搏。故振寒而欬。

趺陽脈浮緩。胃氣如經。此爲肺癰。

寸口脈不出。反發汗。陽脈早索。陰脈不澀。三焦踟躕。入而不出。陰脈不澀。身體反冷。其內反煩。多吐。唇燥。小便反難。此爲肺痿。傷於津液。便如爛瓜。亦如豚腦。但坐發汗故也。

舌上胎當作舌上苔

肺痿。其人欲欬不得欬。欬則出乾沫。久久小便不利。甚者、脈浮弱。

師曰、肺痿、欬唾。咽燥欲飲水者、自愈。自張口者、短氣也。

欬而口中自有津液。舌上胎滑者。此為寒。非肺痿也。

上氣、面浮腫。肩息。其脈浮大者、不治。又加下利尤甚。

上氣、喘而躁者。此為肺脹。欲作風水。發其汗、則愈。

肺痿、吐涎沫而不欬者。其人不渴。必遺溺。小便數。所以然者。以上虛不能制下故也。此為肺中冷。必眩。多涎唾。甘草乾薑湯以溫之。若服湯已渴者、屬消渴。

肺痿、涎唾多。心中溫溫液液者。炙甘草湯主之。以上二方俱見前

肺痿涎唾多出血。心中溫溫液液者。甘草溫液湯主之。

甘草溫液湯方

甘草三兩

一味、㕮咀。以水三升。煮取一升半。分溫三服。

肺痿欬唾涎沫不止，咽燥而渴，生薑甘草湯主之。

生薑甘草湯方

生薑五兩　甘草四兩　人參三兩　大棗十二枚

合四味，以水七升，煮取三升，分溫三服。

肺痿，吐涎沫，桂枝去芍藥加皂莢湯主之。

桂枝去芍藥加皂莢湯方

桂枝尖　生薑各三兩　甘草二兩炙　大棗十二枚　皂莢一枚去皮及子

合五味，以水七升，微火煮取三升，分溫三服。

欬而上氣，喉中水雞聲，射干麻黄湯主之。

射干麻黄湯方

麻黄　生薑各四兩　射干　細辛　紫菀　欵冬花各三兩

五味子　半夏各半升　大棗七枚

合九味。以水一斗二升。先煮麻黃兩沸。去上沫。內諸藥。煮取三升。分溫再服。

欬逆上氣。時時吐濁。但坐不得眠。皂莢丸主之。

皂莢丸方

皂莢八兩刮去皮酥炙

一味末之。蜜丸梧子大。以棗膏和湯。服三丸。日三夜一服。

欬而脈浮者。厚樸麻黃湯主之。欬而脈沉者。澤漆湯主之。

厚樸麻黃湯方

厚樸五兩　麻黃四兩　石膏如雞子大　杏仁　五味子半升　半夏半升洗　小麥一升　乾薑二兩　細辛二兩

合九味。以水一斗。先煮小麥。去滓。內諸藥。煮取三升。溫服一升。日三服。

澤漆湯方

澤漆三升，以東流水五斗，煮取一斗五升　白前　紫菀　生薑　紫參各五兩　半夏半升，洗　桂枝尖　甘草　黄芩　人參各二兩

合十味。㕮咀。以九味內澤漆湯中，煮取五升。溫服五合，至夜盡。

火逆、上氣，咽喉不利。止逆下氣。麥門冬湯主之。

麥門冬湯方

麥門冬七升　半夏一升，洗　人參　甘草各二兩　秔米三合　大棗十二枚

合六味。以水一斗二升，煮取六升。溫服一升，日三夜一服。

肺癰、喘不得臥。葶藶大棗瀉肺湯主之。

葶藶大棗瀉肺湯方

葶藶熬令黄色，搗丸如彈子大　大棗十二枚

合二味。先以水三升，煮棗，取二升，去棗，內葶藶，煮取一升。頓服。

肺癰胸滿脹。一身面目浮腫。鼻塞清涕出。不聞香臭酸辛。欬逆上氣。喘鳴迫塞。先服小青龍湯一劑。却與葶藶大棗瀉肺湯主之。小青龍湯方見前

欬而胸滿。振寒脈數。咽乾不渴。時出濁唾腥臭。久久吐膿如米粥者、為肺癰。桔梗湯主之。桔梗白散亦可服。

桔梗湯方

桔梗一兩　甘草二兩

合二味。以水三升。煮取一升。分溫再服。則吐膿血也。

桔梗白散方

桔梗　貝母各三兩　巴豆一分去皮心熬黑研如脂

合三味。為散。強人飲食服半錢匕。羸者減之。病在膈上者、吐膿。在膈下者、瀉出。若下多不止。飲冷水一杯則定。

欬有微熱。煩滿。胸中甲錯。是為肺癰。葦莖湯主之。

葦莖湯方

葦莖二升　薏苡仁半升　瓜瓣半升　桃仁五十粒

合四味。以水一斗。先煮葦莖得五升。去滓、內諸藥。煮取二升。服一升。再服、當吐如膿。

欬而上氣。此為肺脹。其人喘。目如脫狀。脈浮者、越脾加半夏湯主之。

越脾加半夏湯方

麻黄六兩　石膏半斤　半夏半升洗　生薑三兩　甘草二兩炙　大棗十二枚

合六味。以水六升。先煮麻黄。去上沫。內諸藥。煮取三升。分溫三服。

肺脹、欬而上氣。煩躁而喘。脈浮者、心下有水。小青龍加石膏湯主之。

小青龍加石膏湯方

麻黄　芍藥　桂枝尖　細辛　乾薑　甘草炙各三兩

五味子　半夏洗各半升　石膏二兩

合九味。以水一斗。先煮麻黄。去上沫。內諸藥。煮取三升。強人服一升。羸者減半。日三服。小兒服四合。

辨奔豚氣病脉症篇第二十四

師曰、病有奔豚。有吐膿。有驚怖。有火邪。此四部病。皆從驚發得之。

師曰、奔豚病、從少腹起。上衝咽喉。發作欲死。復還止。皆從驚恐得之。

奔豚、氣上衝胸。腹痛。往來寒熱。奔豚湯主之。

奔豚湯方

甘草　芎藭　當歸　黄芩　芍藥各二兩　半夏四兩

生薑四兩　生葛五兩　甘李根白皮一升

合九味。以水二斗。煮取五升。溫服一升。日三夜一服。

發汗後、燒針。令其汗針處被寒。核起而赤者。必發奔豚。氣從少腹上衝心者。灸其核上各一壯。與桂枝加桂湯主之。方見前

發汗後、其人臍下悸者。欲作奔豚。茯苓桂枝甘草大棗湯主之。方見前

辨胸痹心痛短氣病脈症篇第二十五

師曰、夫脈當取太過不及。陽微陰弦。即胸痹而痛。所以然者。責其極虛也。今陽微。知在上焦。所以胸痹心痛者。以其陰弦故也。

平人無寒熱。短氣不足以息者、實也。

胸痹之病。喘息欬唾。胸背痛。短氣。寸口脈沉而遲。關上小緊數。栝蔞薤白白酒湯主之。

栝蔞薤白白酒湯方

栝蔞實一枚　薤白半升　白酒七升　合三味，同煮，取二升，分溫再服。

胸痹不得臥，心痛徹背者，栝蔞薤白半夏湯主之。

栝蔞薤白半夏湯方

栝蔞實一枚搗　薤白三兩　半夏半升洗　白酒一斗

合四味，同煎，取四升，溫服三升，日三服。

胸痹，心中痞氣，留結在胸，胸滿，脇下逆搶心，枳實薤白桂枝湯主之。桂枝人參湯亦主之。方見前

枳實薤白桂枝湯方

枳實四枚　薤白半升　桂枝尖一兩　厚樸四兩　栝蔞一枚搗

合五味，以水五升，先煮枳實厚樸，取二升，去滓，內諸藥，煮取數沸，分溫三服。

胸痹，胸中氣塞短氣，茯苓杏仁甘草湯主之。橘皮枳實生薑湯亦主之。

茯苓杏仁甘草湯方

茯苓三兩　杏仁五十枚　甘草一兩

合三味，以水一斗，煮取五升，溫服一升，日三服。不差，更服。

橘皮枳實生薑湯方

橘皮一斤　枳實三兩　生薑半斤

合三味，以水五升，煮取二升，分溫再服。

胸痹緩急者，薏苡附子散主之。

薏苡附子散方

薏苡仁十五兩　大附子十枚炮

合二味，杵為散，服方寸匕，日三服。

心中痞，諸逆，心懸痛，桂枝生薑枳實湯主之。

桂枝生薑枳實湯方

桂枝三兩　生薑三兩　枳實五枚

合三味。以水六升。煮取三升。分溫三服。

心痛徹背。背痛徹心。烏頭赤石脂丸主之。

烏頭赤石脂丸方

烏頭一分炮　蜀椒　乾薑　赤石脂各一兩　附子半兩

合五味。末之。蜜丸如梧子大。先食服一丸。日三服。不知、稍加服。

九種心疼。九痛丸主之。兼治卒中惡。腹脹痛。口不能言。又治連年積冷流注心胸間。并冷衝上氣。亦治落馬、墜車、血疾、等症。

九痛丸方

附子三兩炮　生狼芽炙香　巴豆去皮心熬研如膏　乾薑　吳茱萸

人參各一兩

合六味。末之。煉蜜為丸。如梧子大。酒下。強人初服三丸。日三服。弱者二丸。忌口如常法。

傷寒雜病論卷十

辨腹滿寒疝宿食病脈症篇第二十六

趺陽脈微弦。法當腹滿。不滿者、必便難。兩胠疼痛。此虛寒欲下上也。當以溫藥服之。

病者腹滿。按之不痛、為虛。痛者、為實。可下之。舌黃未下者。下之黃自去。

腹滿時減。復如故。此為寒。當與溫藥。

病者痿黃。燥而不渴。胃中寒實。而利不止者、死。

寸口脈弦者。即脇下拘急而痛。其人嗇嗇惡寒也。

夫中寒家喜欠。其人清涕出。發熱色和者、喜嚏。

中寒、其人下利。以裏虛也。欲嚏不能。此人肚中寒。

夫瘦人繞臍痛。必有風冷。穀氣不行。而反下之。其氣必衝。不衝者、心中則痞。

病腹滿。發熱。十日脈浮而數。飲食如故。厚樸七物湯主之。

厚樸七物湯方

厚樸半斤　大黃三兩　甘草三兩　桂枝二兩　生薑五兩

枳實五枚　大棗十枚　合七味。以水一斗。煮取四升。溫服八合。日三

服。下利、去大黃。寒多者、加生薑至半斤。

腹中寒氣。雷鳴切痛。胸脇逆滿。嘔吐。附子秔米湯主之。

附子秔米湯方

附子一枚炮　秔米半升　半夏洗各半升　甘草一兩　大棗十枚

合五味。以水八升。煮米熟湯成。去滓、溫服一升。日三服。

閉而痛者。厚樸三物湯主之。

厚樸三物湯方

厚樸八兩　大黃四兩　枳實五枚　合三味。以水一斗二升。先煮二味。取五升。內大黃煮取三升。溫服一升。以利為度。

按之、心下滿痛。有潮熱者。此為實也。當下之。宜大茈胡湯。方見前

腹滿不減。減不足言。當下之。宜大承氣湯。方見前

心胸中、大寒痛。嘔不能飲食。腹中滿、上衝皮起。出見有頭足。上下痛。而不可觸近者。大建中湯主之。

大建中湯方

蜀椒二合炒去汗　乾薑四兩　人參一兩

合三味。以水四升。煮取三升。去滓、內膠飴一升。微火煎取二升。分溫再服。如一炊頃。可飲粥二升。後更服。當一日食糜粥。溫覆之。

脇下滿痛。發熱。其脈緊弦。此寒也。以溫藥下之。宜大黃附子湯。

大黄附子湯方

大黄三兩 附子三兩 細辛二兩 合三味。以水五升。煮取二升。分温三服。若强人煮取二升半。分温三服。服後如人行四五里。進一服。

寒氣厥逆。赤丸主之。

赤丸方

烏頭二兩炮 茯苓四兩 半夏四兩 細辛一兩

合四味。末之。内硃砂為色。煉蜜為丸。如麻子大。先食飲酒下三丸。日再夜一服。不知、稍增之。以知為度。

腹滿脈弦而緊。弦則衛氣不行。即惡寒。緊則不欲飲食。邪正相搏。即為寒疝。寒疝先繞臍痛。若發則自汗出。手足厥冷。大烏頭煎主之。

大烏頭煎方

烏頭大者五枚熬去皮不必㕮咀　一味，以水三升，煮取一升，去滓，內蜜二升，煎令水氣盡，取二升。強人服七合，弱人服五合。不差，明日更服，不可一日更服。

寒疝，腹中痛，及脇痛裏急，其脈沉緊者，當歸生薑羊肉湯主之。

當歸生薑羊肉湯方

當歸三兩　生薑五兩　羊肉一斤

右三味，以水八升，煮取三升，溫服七合，日三服。若寒多者，加生薑成一斤；痛多而嘔者，加橘皮二兩，白朮一兩。加生薑者，亦加水五升，煮取三升二合，服之。

寒疝，腹中痛，逆冷，手足不仁，若身疼痛，灸刺諸藥不能治，烏頭桂枝湯主之。

烏頭桂枝湯方

烏頭五枚　一味，以蜜二升，煎減半，去滓，以桂枝湯五合解之，令得一升後，初服五合；不知，即服三合；又不知，復加至五合。其知者，如醉狀，得吐者，為中病。

其脈數而緊、乃弦。狀如弓弦。按之不移。脈弦數者、當下其寒。脈緊大而遲者、必心下堅。脈大而緊者、陽中有陰。可下之。

寒疝、腹中絞痛。賊風入攻五藏。拘急不得轉側。發作有時。令人陰縮。手足厥逆。烏頭湯主之。即上大烏頭煎

心腹卒中痛者。茈胡桂枝湯主之。方見前

中惡心痛腹脹。大便不通。走馬湯主之。

走馬湯方

巴豆二枚去皮心熬　杏仁二枚

合二味。以布包搥碎。熱湯二合。撚取白汁飲之。當下。老小量之。通治飛尸鬼擊病。

問曰、人病有宿食。何以別之。師曰、寸口脈浮而大。按之反澀。尺中亦大而澀。故

知有宿食。大承氣湯主之。方見前

脈數而滑者、實也。此有宿食。下之愈。宜大承氣湯。

下利不欲食者。此有宿食也。當下之。宜大承氣湯。

宿食在上脘。當吐之。宜瓜蒂散。方見前

脈緊如轉索無常者。宿食也。

脈緊、頭痛風寒。腹中有宿食不化也。

辨五藏風寒積聚病脈症篇第二十七

肺中風者。口燥而喘。頭運而身重。冒風而腫脹。

肺中寒。吐濁涕。

肺死、藏浮之虛。按之弱如葱葉。下無根者、死。

肝中風者。頭目瞤。兩脇痛。行常傴。令人嗜甘。

肝中寒者。兩臂不舉。舌本燥。善太息。胸中痛、不得轉側。食則吐、而汗出也。

肝死、藏浮之弱。按之如索不來。或曲如蛇行者、死。

肝着其人常欲蹈其胸上。先未苦時。但欲飲熱。旋覆花湯主之。

旋覆花湯方

旋覆花三兩　葱十四莖　新絳少許

合三味。以水三升。煮取一升。頓服之。

心中風者。翕翕發熱。不能起。心中飢。食即嘔吐。

心中寒者。其人苦病。心如噉蒜狀。劇者、心痛徹背。背痛徹心。譬如蠱注。其脈浮者自吐乃愈。

心死藏浮之實。如麻豆。按之益燥疾者、死。

心傷者、其人勞倦。即頭面赤而下重。心中痛而自煩。發熱。當臍跳。其脈沉。此為心藏傷所致也。

邪哭、使魂魄不安者。血氣少也。血氣少者、屬於心。心氣虛者。其人則畏。合目欲眠。夢遠行而精神離散。魂魄妄行。陰氣衰者、為狂。陽氣衰者、為癲。

脾中風。翕翕發熱。形如醉人。腹中煩重。皮目瞤瞤而短氣。

脾中寒。腹脹滿而時痛。手足寒。吐而自利。食不化也。

脾死、藏浮之大堅。按之如覆杯。潔潔狀如搖者、死。

趺陽脈浮而澀。浮則胃氣強。澀則小便數。浮澀相摶。大便則難。其脾為約。麻子仁丸主之。方見前

腎中風。心中煩不得眠。四肢煩疼。嘔而渴。咽痛。腹中痛。小便不利。泄利下重。

腎中寒。下利清穀。腹痛而便難。身體痛。惡寒。骨節疼。身踡沉重。手足拘急。

腎死、藏浮之堅。按之亂如轉丸。益下入尺中者、死。

腎著之病。其人身體重。腰中冷。如坐水中。形如水狀。反不渴。小便自利。飲食如故。病屬下焦。身勞汗出。表裏冷濕。久久得之。腰以下冷痛。腰重如帶五千錢。甘姜苓朮湯主之。

甘姜苓朮湯方

甘草二兩　白朮二兩　乾薑四兩　茯苓四兩

合四味。以水五升。煮取三升。分溫三服。腰中即溫。一名腎著湯。

問曰、三焦竭部。上焦竭、善噫。何謂也。師曰、上焦受中焦氣。未和。不能消穀。故能噫耳。下焦竭。即遺溺失便。其氣不和。不能自禁制。不須治。久則愈。

師曰、熱在上焦者。因欬為肺痿。熱在中焦者。則為堅。熱在下焦者。則溺血。亦令淋閟不通。大腸有寒者。多鶩溏。有熱者。便腸垢。小腸有寒者。其人下重。便血。有熱者。必痔。

問曰、病有積、有聚、有槃氣、何謂也。師曰、積者、藏病也。終不移。聚者、府病也。發作有時。展轉痛移為可治。槃氣者、脇下痛。按之則愈。復發為槃氣。諸積大法。脈來細而附骨者、乃積也。寸口積在胸中。微出寸口。積在喉中。關上積在臍旁。上關上積在心下。微下關積在臍少腹。尺中積在氣衝。脈出左。積在左。脈出右。積在右。脈兩出。積在中央。各以其部處之。

辨痰飲欬嗽病脈症篇第二十八

問曰、夫飲有四。何謂也。師曰、有痰飲。有懸飲。有溢飲。有支飲。

問曰、四飲何以為異。師曰、其人素盛今瘦。水走腸間。瀝瀝有聲。謂之痰飲。飲後水流在脇下。欬唾引痛。謂之懸飲。飲水流行。歸於四肢。當汗出而不汗出。身體疼重。謂之溢飲。欬逆倚息。短氣不得臥。其形如腫。謂之支飲。

水在心。心下堅築。短氣。惡水不欲飲。

水在肺。吐涎沫欲飲水。

水在脾。少氣身重。

水在肝。脇下支滿嚏而痛。

水在腎。臍下悸。

夫心下有留飲。其人背寒冷如掌大。

留飲者、脇下痛引缺盆。欬嗽則轉甚。

胸中有留飲。其人短氣而喘。四肢歷節痛。脈沉者、有留飲。

膈上病。痰滿喘、欬吐。發則寒熱。背痛腰疼。目泣自出。其人振振身瞤劇。必有伏飲。

夫病人飲水多。必暴喘滿。凡食少飲多。水停心下。甚者、則悸。微者、短氣。脈雙弦者、寒也。皆大下後、裏虛。脈偏弦者、飲也。

肺飲不弦。但苦喘短氣。

支飲、亦喘而不能臥。加短氣、其脈平也。

病痰飲者。當以溫藥和之。

心中有痰飲。胸脇支滿。目眩。苓桂朮甘湯主之。

苓桂朮甘湯方

茯苓三兩　桂枝三兩　白朮三兩　甘草二兩

合四味。以水六升。煮取三升。分溫三服。小便則利。

夫短氣有微飲。當從小便去之。苓桂朮甘湯主之。腎氣丸亦主之。即崔氏八味丸方見前

病者脈伏。其人欲自利。利反快。此為留飲欲去、故也。雖利、心下續堅滿。甘遂半夏湯主之。

甘遂半夏湯方

甘遂大者三枚　半夏十二枚以水一升煮取半升去滓　芍藥五枚　通草大者如指拇長一枚

合四味，以水二升，煮取半升，去滓，以蜜半升和藥汁，煎取八合，頓服之。

脈浮而細滑，傷飲。

脈弦遲，有寒飲，冬夏難治。

脈沉而弦者，懸飲，內痛。病懸飲者，十棗湯主之。方見前

病溢飲者，當發其汗，大青龍湯主之，小青龍湯亦主之。二方并見前

膈間支飲，其人喘滿，心下痞堅，面色黧黑，其脈沉緊，得之數十日，醫吐之不愈，木防己湯主之。虛者即愈，實者三日復發，復與不愈者，宜木防己湯去石膏加茯苓芒硝湯主之。

木防己湯方

木防己三兩　桂枝三兩　人參四兩　石膏如雞子大二枚

合四味，以水六升，煮取二升，分溫再服。

木防己去石膏加茯苓芒硝湯方

木防己二兩　桂枝二兩　人參四兩　茯苓四兩　芒硝三合

合五味。以水六升。煮取二升。去滓。內芒硝。再微煎。分溫再服。微利則愈。

心下有支飲。其人苦冒眩。澤瀉湯主之。

澤瀉湯方

澤瀉五兩　白朮二兩

合二味。以水二升。煮取一升。分溫再服。

支飲腹滿者。厚樸大黃湯主之。

厚樸大黃湯方

厚樸一尺　大黃六兩　枳實四枚

合三味。以水五升。煮取二升。分溫再服。

支飲不得息。葶藶大棗瀉肺湯主之。方見前

嘔家本渴。渴者為欲解。今反不渴。心下有支飲故也。小半夏湯主之。

小半夏湯方

半夏一升洗一本五錢　生薑半斤一本四錢

合二味。以水七升。煮取一升半。分溫再服。

腹滿、口舌乾燥。此腸間有水氣。己椒藶黃丸主之。若口中有津液。渴者、加芒硝半兩。

己椒藶黃丸方

防己　椒目　葶藶　大黃各一兩

合四味。末之。蜜丸如梧子大。先食飲服一丸。日三服。稍增。

卒嘔吐。心下痞。膈間有水。眩悸者、小半夏加茯苓湯主之。

小半夏加茯苓湯方

半夏一升　生薑半斤　茯苓四兩

合三味。以水七升。煮取一升五合。分溫再服。

假令病人臍下有悸。吐涎沫而巔眩。此水氣也。五苓散主之。方見前

胸中有停痰宿水。自吐出水後。心胸間虛氣滿不能食。茯苓湯主之。消痰氣。令能食。

茯苓湯方

茯苓　人參　白朮各三兩　枳實二兩　橘皮二兩半　生薑四兩

合六味。以水六升。煮取一升八合。分溫三服。如人行八九里、進之。

欬家其脈弦。為有水。十棗湯主之。方見前

欬而時發熱。脈卒弦者。此為胃中寒實所致也。當吐之。

夫有支飲家。欬煩、胸中痛者。不卒死。至一百日或一歲。宜十棗湯。

久欬數歲，其脈弱者，可治。實大數者，死。其脈虛者，必苦冒。其人本有支飲在胸中故也，治屬飲家。

欬逆倚息不得臥，小青龍湯主之。青龍湯汗已，多唾，口燥，寸脈沉，尺脈微，手足厥逆，氣從少腹上衝胸咽，手足痹，其面翕熱如醉狀，因復下流陰股，小便難，時覆冒者，與茯苓桂枝五味甘草湯，治其衝氣。衝氣即低，而反欬，胸滿者，用苓桂五味甘草湯去桂加細辛乾薑，以治其欬滿。欬滿即止，而更復渴，衝氣復發者，以細辛乾薑為熱藥也，服之當遂渴，而渴反止者，為支飲也。支飲者，法當冒，冒者，必嘔，仍與苓桂五味甘草湯如前法，因嘔，復內半夏，以去其水氣。水去嘔止，其人形腫者，與原湯加杏仁主之。其症應內麻黃，以其人遂痹，故不內之。若逆而內之者，必厥。所以然者，以其人血虛，麻黃發其陽故也。

加乾薑三兩前當有去桂二字

若面熱如醉。此為胃熱上衝熏其面。與原湯加大黃以利之。

茯苓桂枝五味甘草湯方

茯苓四兩　桂枝四兩　五味子半升　甘草三兩炙

合四味。以水八升。煮取三升。去滓。分溫三服。

苓桂五味甘草去桂加薑辛湯方

即茯苓桂枝五味甘草湯原方。加乾薑三兩。細辛三兩。煎服如前法。

苓桂五味甘草加半夏湯方

即原方中。加半夏半升。湯洗。煎服如前法。

苓桂五味甘草加杏仁湯方

即原方中。加杏仁半升。去皮尖。搗膏。煎服如前法。

苓桂五味甘草加大黃湯方

即原方中加大黄三兩。煎服如前法。

病人一臂不遂。時復轉移。著在一臂。其脈沉重細。非風也。必有飲在上焦。其脈虛者、為微勞。榮衛氣不周故也。久之自差。

先渴後嘔。為水停心下。此為飲家。小半夏加茯苓湯主之。原方見上加茯苓四兩

傷寒雜病論卷十一

辨消渴小便不利淋病脈症篇第二十九

厥陰之為病。消渴。氣上衝心。心中疼熱。饑而不欲食。食即吐。下之不肯出。

寸口脈浮而遲。浮即為虛。遲即為勞。虛則衛氣不足。勞則榮氣竭。趺陽脈浮而數。浮即為氣。數即消穀。而大便堅。氣盛則溲數。溲數則堅。堅數相搏。即為消渴。

男子消渴。小便反多。以飲一斗。小便亦一斗。腎氣丸主之。即崔氏八味丸方見前

脈浮、小便不利。微熱消渴者。宜利小便發汗。五苓散主之。方見前

渴欲飲水。水入則吐者。名曰水逆。五苓散主之。

渴欲飲水不止者。文蛤散主之。方見前

淋之為病。小便如粟狀。小腹弦急。痛引臍中。

趺陽脈數。胃中有熱。即消穀引飲。大便必堅。小便則數。

淋家不可發汗。發汗則必便血。

小便不利者。有水氣。其人若渴。用菰藪瞿麥丸主之。

菰藪瞿麥丸方

薯蕷　茯苓各三兩　菰藪根二兩　瞿麥一兩　附子一枚炮

合五味。末之、煉蜜為丸。如梧子大。飲服二丸。日三服。不知。增至七八丸。以小便利。腹中溫。為知。

小便不利。蒲灰散主之。滑石白魚散。茯苓戎鹽湯。並主之。

蒲灰散方

蒲灰半分　滑石二分

合二味。杵為散。飲服方寸匕。日三服。

滑石白魚散方

滑石　亂髮燒　白魚各二分

合三味。杵為散。飲服方寸匕。日三服。

茯苓戎鹽湯方

茯苓半斤　白朮二兩　戎鹽彈丸大一枚

合三味。先將茯苓白朮煎成。入戎鹽再煎。分溫三服。

渴欲飲水。口乾舌燥者。白虎加人參湯主之。方見前

脈浮發熱。渴欲飲水。小便不利者。豬苓湯主之。方見前

辨水氣病脈症篇第三十

問曰。病有風水。有皮水。有正水。有石水。有黃汗。師曰、風水其脈自浮。外症骨節疼痛。惡風。　皮水、其脈亦浮。外症胕腫。按之沒指。不惡風。其腹如鼓。不渴。當發其汗。　正水、其脈沉遲。外症自喘。　石水、其脈自沉。外症腹滿不喘。　黃汗、其脈沉遲。身發熱。胸滿。四肢頭面腫。久不愈。必至癰膿。

脈浮而洪。浮則為風。洪則為氣。風氣相搏。風強、則為癮疹。身體為癢。癢者為泄

風久。為痂癩氣強則為水。難以俛仰風氣相擊。身體浮腫。汗出乃愈。惡風則虛。此為風水。不惡風者。小便通利。上焦有寒。其口多涎。

寸口脈沉滑者。中有水氣。面目腫大有熱。名曰風水。視人之目窠上、微腫如蠶新臥起狀。其頸脈動。時時欬。按其手足上陷而不起者、風水。

太陽病、脈浮而緊。法當骨節疼痛。反不疼。身體反重而痠。其人不渴。汗出即愈。此為風水。惡寒者、此為極虛。發汗得之。渴而不惡寒者。此為皮水。身腫而冷。狀如周痹。胸中窒、不能食。反聚痛。暮躁不得眠。此為黃汗。痛在骨節。欬而喘不渴者。此為肺脹。其狀如腫。發汗則愈。然諸病此者。渴而下利。小便數者。皆不可發汗。

裏水者、一身面目黃腫。其脈沉。小便不利。故令病水。假令小便自利。此亡津液。

故令渴也。越脾加朮湯主之。方見前

趺陽脈當伏。今反緊。本自有寒。疝瘕。腹中痛。醫反下之。即胸滿短氣。

趺陽脈當伏。今反數。本自有熱。消穀。小便數。今反不利。此欲作水。

寸口脈浮而遲。浮脈則熱。遲脈則潛。熱潛相搏。名曰沉。趺陽脈浮而數。浮脈即熱。數脈即止。熱止相搏。名曰伏。沉伏相搏。名曰水。沉則絡脈虛。伏則小便難。虛難相搏。水走皮膚。即為水矣。

寸口脈弦而緊。弦則衛氣不行。即惡寒。水不活。流走於腸間。

少陰脈緊而沉。緊則為痛。沉則為水。小便即難。

脈得諸沉。當責有水。身體腫重。水病脈出者、死。

夫水病人目下有臥蠶。面目鮮澤。脈伏。其人消渴。病水腹大。小便不利。其脈沉絕者、有水。可下之。

問曰、病下利後。渴欲飲水。小便不利。腹滿因腫者、何也。答曰、此法當病水。若小便自利。及汗出者。當自愈。

心水者、其身重而少氣。不得臥。煩而燥。　肝水者、其腹大。不能自轉側。脇下腹中痛。時時津液微生。小便續通。　肺水者、其身腫。小便難。時時鴨溏。　脾水者、其腹大。四肢苦重。津液不生。但苦少氣。小便難。　腎水者、其腹大。臍腫腰痛。不得溺。陰下濕。如牛鼻上汗。其足逆冷。面反瘦。其人陰腫。

師曰、諸有水者。腰以下腫。當利小便。腰以上腫。當發汗、乃愈。

師曰、寸口脈沉而遲。沉則為水。遲則為寒。寒水相搏。趺陽脈浮。水穀不化。脾氣衰則鶩溏。胃氣衰、則身重。少陽脈革。少陰脈細。男子則小便不利。婦人則經水不通。經為血。血不利則為水。名曰血分。

師曰、寸口脈沉而數。數則為出。沉則為入。出則為陽實。入則為陰結。趺陽脈微而弦。微則無胃氣。弦則不得息。少陰脉沉而滑。沉則為在裏。滑則為實。沉滑相搏。血結胞門。其瘕不瀉。經絡不通。名曰血分。

問曰、病有血分水分何也。師曰、經水前斷。後病水。名曰血分。此病難治。先病水。後經水斷。名曰水分。此病易治。何以故。去其水、其經自下。

問曰、病者苦水。面目身體四肢皆腫。小便不利。脉之不言水。反言胸中痛。氣上衝咽。狀如炙肉。當微喘咳。審如師言。其脉何類。師曰。寸口脉沉而緊。沉為水。緊為寒。沉緊相搏。結在關元。始時尚微。年盛不覺。陽衰之後。榮衛相干。陽損陰盛。結寒微動。腎氣上衝。咽喉塞噎。脇下急痛。醫以為留飲而大下之。氣繫不去。其病不除。復重吐之。胃家虛煩。咽燥欲飲水。小便不利。水穀不化。面目手足浮腫。又與葶藶丸下水。當時如小差。食飲過度。腫復如前。胸脇苦痛。象若奔豚。其水揚溢。則浮欬喘逆。當先攻擊衝氣令止。乃治欬。欬止、其喘自差。先治新病。病當在後。
風水、脈浮身重。汗出惡風者。防己黄耆湯主之。腹痛者、加芍藥。方見前
風水脈浮。浮為在表。其人頭汗出。表無他病。病者言但下重。從腰以上為和。腰以下當腫及陰。難以屈伸。防己黄耆湯主之。
風水、惡風。一身悉腫。脈浮不渴。續自汗出。無大熱。越脾湯主之。
越脾湯方
麻黄六兩　石膏半斤　生薑三兩　甘草二兩　大棗十二枚
合五味。以水六升。先煮麻黄。去上沫。內諸藥。煮取三升。分溫三服。惡風、加附子一枚。風水、加朮四兩。
皮水為病。四肢腫。水氣在皮膚中。四肢聶聶動者。防己茯苓湯主之。
防己茯苓湯方

防己　黄耆　桂枝各三兩　茯苓六兩　甘草二兩

合五味。以水六升。煮取二升。分溫三服。

裏水、越脾加朮湯主之。甘草麻黃湯亦主之。前方詳上

甘草麻黃湯方

甘草二兩　麻黃四兩　合二味。以水五升。先煮麻黃。去上沫。內甘草。煮取三升。溫服一升。重覆令汗出。不出、再服。慎風寒。

水之為病。其脈沉小。屬少陰。浮者為風。無水。虛脹者為風水。發其汗即已。脈沉者宜麻黃附子湯。浮者宜杏子湯。

麻黃附子湯方

麻黃三兩　附子一枚炮　甘草二兩　合三味。以水七升。先煮麻黃。去上沫。內諸藥。煮取二升半。溫服八合。日三服。

杏子湯方

杏子　蘇子各一升　半夏一兩洗　生薑　桂枝各四兩　麥門冬

人參　橘皮　白前各三兩

合九味。以水九升。煮取二升五合。去滓、分三服。

皮水者、蒲灰散主之。方見前

問曰、黃汗之為病。身體腫。發熱、汗出而渴。狀如風水。汗沾衣。色正黃。如蘗汁。脈自沉。從何得之。師曰、以汗出入水中浴。水從汗孔入、得之。宜黃耆芍藥桂枝苦酒湯主之。服後當心煩。服至五六日、乃解。若心煩不止者。以苦酒阻、故也。

黃耆芍藥桂枝苦酒湯方

黃耆五兩　芍藥　桂枝各三兩　苦酒一升

合四味。以水七升。合煮取三升。分溫三服。

黄汗之病，兩脛自冷，假令發熱，此屬歷節，食出汗已，又身常暮盜汗出者，此榮氣也，若汗出已，反發熱者，久久其身必甲錯，發熱不止者，必生惡瘡，若身重汗出已，轉輕者，久久必身瞤，瞤即胸中痛，又從腰以上必汗出，下無汗，腰髖弛痛，如有物在皮中狀，劇者不能食，身疼重，煩躁，小便不利，此為黄汗，桂枝加黄耆湯主之。

桂枝加黄耆湯方

桂枝　芍藥　生薑各三兩　甘草　黄耆各二兩　大棗十二枚

合六味，以水八升，煮取三升，温服一升，須臾，啜熱粥一升餘，以助藥力，温覆取微汗，若不汗，更服。

師曰：寸口脈遲而濇，遲則為寒，濇為血不足，趺陽脈微而遲，微則為氣，遲則為寒，寒氣不足，即手足逆冷，手足逆冷，則榮衛不利，榮衛不利，則腹滿脇鳴相逐，氣轉膀胱。榮衛俱勞。陽氣不通、即身冷。陰氣不通、即骨疼。陽前通、則惡寒。陰前通、則痹不仁。陰陽相得。其氣乃行。大氣一轉。其氣乃散。實則失氣。虛則遺溺。名曰氣分。

氣分之病。心下堅大如盤。邊如旋杯。桂甘姜棗麻辛附子湯主之。

桂甘薑棗麻辛附子湯方

桂枝　生薑各三兩　甘草　麻黃　細辛各二兩　附子一枚炮　大棗十二枚

合七味。以水七升。先煮麻黃。去上沫。內諸藥。煮取二升。分溫三服。當汗出。如蟲行皮中。即愈。

病者、心下堅大如盤。邊如旋杯。水飲所作者。枳朮湯主之。腹中耎。即當散也。

枳朮湯方

枳實七枚　白朮二兩

合二味。以水五升。煮取三升。分溫三服。

傷寒雜病論卷十二

辨黄癉病脈症篇第三十一

寸口脈浮而緩。浮則為風。緩則為痹。痹非中風。四肢苦煩。脾色必黄。瘀熱以行。趺陽脈緊而數。數則為熱。熱即消穀。緊則為寒。食即為滿。尺脈浮為傷腎。趺陽脈緊為傷脾。風寒相搏。食穀即眩。穀氣不消。胃中苦濁。濁氣下流。小便不通。陰被其寒。熱流膀胱。身體盡黄。名曰穀癉。

額上黑。微汗出。手足中熱。薄暮即發。膀胱急。小便自利。名曰女勞癉。腹如水狀、不治。

心中懊憹而熱。不能食。時欲吐。名曰酒癉。

陽明病脈遲者。食難用飽。飽則發煩頭眩。必小便難。此欲作穀癉。雖下之。腹滿如故。所以然者。脈遲故也。

夫病酒黃癉。必小便不利。其候心中熱。足下熱。是其症也。
酒黃癉者。或無熱。言靖了了。腹滿欲吐。鼻燥。其脈浮者、先吐之。沉弦者、先下之。
酒癉、心中熱。欲吐者、吐之愈。
酒癉下之。久久為黑癉。目青面黑。心中如噉蒜虀狀。大便正黑。皮膚爪之不仁。
其脈浮弱。雖黑微黃。故知之。
師曰、病黃癉。發熱微喘。胸滿口燥者。以病發時。火劫其汗。兩熱所得。然黃家所得。從濕得之。一身盡發熱而黃。肚熱。熱在裏。當下之。
脈沉、渴欲飲水。小便不利者、皆發黃。
腹滿、身痿黃。躁不得眠。屬黃家。
黃癉之病。當以十八日為期。治之十日以上、差。反劇、為難治。
癉而渴者。其癉難治。癉而不渴者。其癉可治。發於陰部。其人必嘔。陽部、其人振寒而發熱也。

穀癉之為病，寒熱不食，食即頭眩，心胸不安，久久發黃，為穀癉，茵陳蒿湯主之。

黄家，日晡所發熱，而反惡寒，此為女勞得之，膀胱急，少腹滿，身盡黄，額上黑，足下熱，因作黑癉，其腹脹如水狀，大便必黑，時溏，此女勞之病，非水也，腹滿者難治，消石礬石散主之。

消石礬石散

消石熬黄　礬石燒，等分

合二味，為散，以大麥粥汁和服方寸匕，日三服。病隨大小便去，小便正黄，大便正黑，是其候也。

酒黄癉，心中懊憹，或熱痛，梔子大黄湯主之。

梔子大黄湯方

梔子十四枚　大黄二兩　枳實五枚　豉一升

合四味，以水六升，煮取二升，分温三服。

諸病黄家，但利其小便，假令脈浮，當以汗解之，宜桂枝加黄耆湯主之。方見前

諸黄，豬膏髮煎主之。

豬膏髮煎方

豬膏半斤　亂髮如雞子大三枚

合二味，和膏中煎之，髮消，藥成，分再服，病從小便出。

諸黄，瓜蔕散主之。方見前

黄癉病，小便不利者，茵陳五苓散主之。

茵陳五苓散方

茵陳蒿末十分　五苓散五分

合和，先食飲服方寸匕，日三服。

黄癉腹滿，小便不利而赤，自汗出，此為表和裏實，當下之，宜大黄硝石湯。

大黄硝石湯方

大黄四兩　黄蘗四兩　硝石四兩　梔子十五枚

合四味。以水六升。煮取三升。去滓、內硝。更煮一升。頓服。

黄癉病。小便色不變。欲自利。腹滿而喘。不可除熱。熱除必噦。噦者、小半夏湯主之。方見前

諸黄腹痛而嘔者。宜柴胡湯。必小柴胡湯方見嘔吐

男子黄。小便自利。當與虚勞小建中湯。方見前

黄癉病。麻黄醇酒湯主之。

麻黄醇酒湯方

麻黄三兩

一味。以美酒五升。煮取二升半。頓服盡。冬月用酒。春月用水、煮之。

辨驚悸吐衄下血胸滿瘀血病脈症篇第三十二

寸口脈動而弱。動即為驚。弱即為悸。

趺陽脈微而浮。浮則胃氣虛。微則不能食。此恐懼之脈。憂迫所作也。驚生病者。其脈止而復來。其人目睛不了了。

寸口脈緊。趺陽脈虛。虛則胃氣虛。緊則寒氣實也。寒在上焦。胸中必滿而噫。胃氣虛者。趺陽脈浮。少陰脈緊。心下必悸。何以言之。寒水相搏。二氣相爭。是以悸。

病人面無血色。無寒熱。脈浮弦者、衄。脈沉弱。手按之絶者、下血。煩欬者、必吐血。

問曰、病衄、連日不止。其脈何類。師曰、尺脈浮。目睛暈黄。衄未止。暈黄去。目睛慧了。知衄今止。

師曰、從春至夏衄者、太陽。從秋至冬衄者、陽明。

夫吐血欬逆上氣。其脈數而有熱。不得臥者、死。

夫酒客欬者。必致吐血。此因極飲過度所致也。

寸口、脈微弱。尺脈浮澀。弱則發熱。澀為亡血。其人必厥。微嘔。夫厥當眩。不眩而反頭痛者。痛必實。下虛上實。必衄也。

寸口、脈弦而大。弦則為減。大則為芤。減則為寒。芤則為虛。虛寒相搏。此名為革。婦人則半產漏下。男子則亡血。

太陽脈大而浮。必衄吐血。

趺陽脈弦。必腸痔下血。

脈沉者、必吐血。沉為在裏。榮氣內結。胸滿。故知吐血也。

脈得諸澀濡。為亡血。

寸口、脈微而弱。微為陽氣少。弱則陰不足。氣血俱虛。男子則吐血。女子則下血。因嘔吐汗出者、為可治。

男子盛大。其脈寸口微。趺陽亦微。獨少陰浮大。必便血而失精。設言淋者。當小便不利。

病有寸口、趺陽、少陰、脈皆微。其人不吐下。即亡血。

病人身熱。脈小絕者、吐血。若下血。婦人亡經。此為寒。脈遲者、胸上有寒。噫意善唾。

衄家不可發汗。汗出必額上陷。脈緊急。直視不能眴。不得眠。

亡血家、不可發汗。汗出、則寒慄而振。

病人胸滿。唇痿。舌青口燥。但欲漱水。不欲嚥。無寒熱。脈微大來遲。腹不滿。其人言我滿。為有瘀血。

病者如有熱狀。煩滿。口乾燥而渴。其脈反無熱。此為陰伏。是瘀血也。當下之。

病人當汗出不出。內結、亦為瘀血。

火邪者、桂枝去芍藥加蜀漆牡蠣龍骨救逆湯主之。方見前心下悸者。半夏麻黃丸主之。

半夏麻黃丸方

半夏　麻黃各等分　合二味。末之。煉蜜和丸。小豆大。飲服三丸。日三服。

吐血不止者。柏葉湯主之。

柏葉湯方

柏葉　乾薑　阿膠各三兩　艾三把

合三味。以水五升。取馬通汁一升。合煮取一升。分溫再服。

衄血不止者。阿膠散主之。

阿膠散方

阿膠炙　龍骨　當歸　細辛　桂枝各二兩　蒲黃五合

亂髮三兩燒灰

二：原書為二，其他校對本為三

合七味。搗篩為散。先食白飲服方寸匕。日三服。亦可蜜丸酒服。

下血、先便後血。此遠血也。黃土白朮湯主之。吳萸桃花石湯亦主之。

黃土白朮湯方

竈中黃土半斤　甘草　乾地黃　白朮　阿膠　附子炮

黃芩各三兩　合七味。以水八升。煮取三升。分溫三服。並治吐衄。

吳萸桃花石湯方

吳茱萸二升　赤石脂如雞子大二枚　乾地黃五兩　亂髮燒灰三兩　阿膠炙

甘草炙　黃芩　乾薑　桂枝　白芍　牛膝各二兩

合十一味。㕮咀。以清酒七升。水三升。合煮取三升半。去滓。內膠、及髮灰煎取三升。分溫三服。亦主吐衄。

下血、先血後便。此近血也。赤小豆當歸散主之方見前。續斷當歸散亦主之。

黄原脫據上下文義補

續斷當歸散方

續斷　當歸　阿膠　桔梗　白芷　桂枝各三兩　川芎

乾地黄　乾薑各四兩　蒲黄一升　甘草炙一兩

合十一味。㕮咀。以水一斗。煮減半。去滓。內膠烊盡。入蒲黄。取三升。分温三服。

心氣有餘。吐血衄血。瀉心湯主之。設屬亡血家。生地黄煎主之。

瀉心湯方

大黄二兩　黄芩　黄連各一兩　合三味。以水三升。煮取一升。頓服之。

生地黄煎方

生地黄汁半升　柏葉一把　生大黄末　黄芩　阿膠炙　甘草炙各一兩

合六味。以水七升。煮減半。去滓。內膠烊盡。入地黄汁。煎三四沸。取三升。調大黄末。合和。分三服。空心服之。

吐之後，身痛，但奄奄然，心中不煩者，輒自愈；假令煩躁，心中悶亂，紛紛欲吐，顛倒不安，醫與黄土湯、阿膠散，彌更悶亂，卒至不救。悶者，當急吐之，三物瓜蒂散主之。

三物瓜蒂散方

此方與他本瓜蒂散迥異

瓜蒂半兩　杜衡　人參各一兩

合三味，擣篩為散，服一錢匕，水漿無拘，得下而已，羸者減之。

傷寒雜病論卷十三

辨嘔吐噦下利病脈症篇第三十三

寸口、脈緊而芤。緊則為寒。芤則為虛。虛寒相摶。脈為陰結而遲。其人則噎。關上脈數。其人則吐。

趺陽脈浮。若胃氣虛。寒氣在上。熱氣在下。二氣相爭。但出不入。其人即嘔。而不得食。恐怖而死。舒緩即差。

夫嘔家、有癰膿者。不可治嘔。膿儘、自愈。

先嘔却渴者。此為欲解。先渴却嘔者。為水停心下。此屬飲家。嘔家本渴。今反不渴者。心下有支飲、故也。此屬支飲。

病人脈數。數為熱。當消穀引飲。而反吐者。此以發汗、令陽氣微。膈氣虛。脈乃數。數為客熱。不能消穀。以胃中虛冷。故吐也。

脈弦者、虛也。胃氣無餘。朝食暮吐。變爲胃反。寒在於上。醫反下之。令脈反弦。故名曰虛。

寸口、脈微而數。微則無氣。無氣則榮虛。榮虛則血不足。血不足、則胸中冷。

趺陽脈浮而澀。浮則爲虛。澀則傷脾。脾傷則不磨。朝食暮吐。暮食朝吐。宿穀不化。名曰胃反。脈緊而澀。其病難治。

陽緊陰數。其人食已即吐。陽浮而數。亦爲吐。

凡病欲吐者。不可下之。

噦而腹滿。視其前後。知何部不利。利之則愈。

嘔而胸滿者。吳茱萸湯主之。方見前

乾嘔、吐涎沫。頭痛者。吳茱萸湯主之。

嘔而腸鳴。心下痞者。半夏瀉心湯主之。方見前嘔而心下痞鞕者，大半夏湯主之。

大半夏湯方

半夏二升　人參三兩　白蜜一升

合三味，以水一斗二升，和蜜揚之二百四十遍，煮藥取二升半，溫服一升，餘分再服。

乾嘔而利者，黄芩加半夏生薑湯主之。方見前

乾嘔下利，腹中痛者，黄連湯主之。方見前

諸嘔吐，穀不得下者，小半夏湯主之。方見前

嘔吐，而病在膈上，後思水者，解，急與之。思水者，豬苓散主之。

豬苓散方

豬苓　茯苓　白朮各等分

合三味，杵為散，白飲服方寸匕，日三服。

嘔而脈弱，小便復利，身有微熱，見厥者，難治，四逆湯主之。方見前

嘔而發熱者。小柴胡湯主之。方見前

胃反嘔吐者。大半夏湯主之。方見前

胃反不能食。食入而吐者。大半夏湯主之。若食已即吐者。大黄甘草湯主之。

大黄甘草湯方

大黄四兩　甘草一兩

合二味。以水三升。煮取一升。分溫再服。

胃反吐而渴。欲飲水者。茯苓澤瀉湯主之。

茯苓澤瀉湯方

茯苓半斤　澤瀉　生薑各四兩　白朮三兩　甘草　桂枝各二兩

合六味。以水一斗。煮取三升。內澤瀉再煮。取二升半。溫服八合。日三服。

風寒脈緊。頭痛。吐後脈症仍在。渴欲飲水。而貪飲者。文蛤湯主之。

文蛤湯方

文蛤　石膏　甘草各五兩　麻黄　生薑各三兩　杏仁五十枚

大棗十二枚　合七味。以水六升。煮取二升。溫服一升。汗出、即愈。

乾嘔、吐逆。吐涎沫。半夏乾薑散主之。

半夏乾薑散方

半夏　乾薑各等分

合二味。杵為散。取方寸匕。漿水一升半。煮取七合。頓服之。

氣逆、嘔吐不止者。生薑橘皮竹茹湯主之。

生薑橘皮竹茹湯方

竹茹　橘皮　半夏各五兩　生薑　茯苓各四兩　寸冬

人參各三兩　合七味。以水一斗二升。煮取三升。日三服。

病人胸中似喘不喘。似嘔不嘔。似噦不噦。徹心中憒憒然無奈者。生薑半夏湯主之。

生薑半夏湯方

生薑汁一升　半夏半升

合二味。以水三升。煮半夏。內生薑汁。煮取一升半。小冷、分四服。日三夜一。嘔止、停後服。

病人心下痞鞕。不能飲食。胸中喘而嘔噦。微發寒熱。小半夏湯主之。方見前

氣厥、嘔噦、不得息。生薑半夏香豉湯主之。

生薑半夏香豉湯方

生薑　半夏洗各二兩　香豉一升　前胡　桂枝　人參　甘草炙各一兩

合七味。以水五升。煮取二升。分溫三服。又主霍亂。

乾嘔噦者。橘皮生薑湯主之。若手足厥者。橘皮桂枝乾薑湯主之。

橘皮生薑湯方

橘皮四兩　生薑八兩　合二味。以水七升。煮取三升。溫服一升。下咽即愈。

橘皮桂枝乾薑湯方

橘皮　桂枝　乾薑　甘草炙　通草各二兩　人參一兩

合六味。以水六升。煮取二升。分溫三服。

噦逆者。橘皮竹茹湯主之。設不差者。宜溫之。與半夏竹茹湯。橘皮桂枝乾薑湯。亦可服。

橘皮竹茹湯方

橘皮二斤　竹茹二升　大棗三十枚　生薑半斤　甘草五兩　人參一兩

合六味。以水一斗。煮取三升。溫服一升。日三服。

半夏竹茹湯方

竹茹一升　半夏洗　橘皮各三兩　生薑四兩　紫蘇十兩　甘草一兩炙

合六味。以水六升。煮取二升半。分溫三服。

噦而不大便。數日譫語者。小承氣湯主之。方見前

虛家若發汗、若吐。若下。卒噦者。灸其肺腧。當消息調之。劇者、宜四逆湯。其不發汗吐下者。此為實。針爪眉頭、自愈。

夫六府氣絕於外者。手足寒。上氣脚縮。五藏氣絕於內者。利不禁。下甚者。手足不仁。

脈滑、按之虛絕者。其人必下利。

下利、脈沉弦者。下重也。脈大者、為未止。脈微弱數者、為欲自止。雖發熱、不死。

下利、有微熱而渴。脈弱者、今自愈。

下利、脈數。有微熱。汗出、今自愈。設復緊。為未解。

下利、脈數而渴者。今自愈。設不差。必圊膿血。以有熱故也。

下利、脉反弦。發熱身汗者、愈。
下利、氣者。當利其小便。
下利、腹中堅者。當下之。
下利、腹痛而滿。為寒食。當與溫藥下之。
下利、寸口反浮數。尺中自澀者。必圊膿血。
下利、三部脉皆平。按之心下堅者。急下之。宜大承氣湯。方見前
下利、脉遲而滑者。實也。利未欲止。急下之。宜大承氣湯。
下利、脉反滑者。當有所去。下乃愈。宜大承氣湯。
下利、已差。至其年月日時復發者。以病不盡故也。當下之。宜大承氣湯。
下利、譫語者。有燥屎也。宜小承氣湯。方見前
下利、脉浮大者。虛也。醫下之。續得浮革。遂腸鳴。當溫之。

下利後，心中堅痛，脈但遲者，此為寒，當溫之。脈復沉緊者，痛雖甚，不可下之。若脈大浮弦，下之已。

病者，痿黃，燥而不渴，胃中寒食，而下利不止者，死。

下利，便膿血者，桃花石湯主之。方見前

熱利下重者，白頭翁湯主之。方見前

下利後，更煩，按之心下濡者，為虛煩也，梔子豉湯主之。方見前

下利清穀，裏寒外熱，汗出而厥者，通脈四逆湯主之。方見前

下利，胸刺痛，當治其肺，紫參湯主之。

紫參湯方

紫參八兩　甘草三兩

合二味，以水五升，先煮紫參，取二升，內甘草，煮取一升半，分溫三服。

氣利、訶黎勒散主之。若日久不差。宜長服訶黎勒丸。

訶黎勒散方

訶黎勒十枚煨 為散。粥飲和。頓服之。

訶黎勒丸方

訶黎勒　橘皮　厚樸各三兩

合三味。末之。煉蜜為丸。如梧子大。酒飲服二十丸。加至三十丸。

辨瘡癰腸癰浸淫瘡病脈症篇第三十四

師曰、諸脈浮數。應當發熱。而反灑淅惡寒。若有痛處。當發其癰。

脈浮而數。身體無熱。其形嘿嘿。胸中微燥。不知痛之所在。此人當發癰腫。

脈滑而數。數則為熱。滑則為實。滑即屬榮。數即屬衛。榮衛相逆。則結為癰。熱之所過。則為膿也。排膿湯主之。排膿散亦主之。

排膿湯方

甘草二兩　桔梗三兩　生薑一兩　大棗十枚

合四味。以水三升。煮取一升。溫服五合。日再服。

排膿散方

枳實十六枚　芍藥六分　桔梗二分

合三味。杵為散。取雞子黃一枚。以藥散與雞黃相等。揉和令相得。飲和服之。日一服。

師曰、諸癰腫。欲知有膿無膿。以手掩腫上。熱者為有膿。不熱者為無膿也。

腸癰之為病。其身甲錯。腹皮急。按之濡。如腫狀。腹無積聚。身無熱。脈數。此為腸內有癰膿。薏苡附子敗醬散主之。

薏苡附子敗醬散方

薏苡仁十分　附子二分　敗醬五合

合三味杵為散取方寸匕以水二升煎減半頓服小便當下。

腸癰者少腹腫痞按之即痛如淋小便自調時時發熱自汗出復惡寒其脈遲緊者膿未成可下之當有血脈洪數者膿已成不可下也大黃牡丹湯主之

大黃牡丹湯方

大黃四兩　牡丹一兩　桃仁五十粒　冬瓜仁五升　芒硝三合

合五味以水六升煑取一升去滓內芒硝再煎數沸頓服之有膿當下如無膿當下血

問曰寸口脈浮微而濇當亡血若汗出設不汗出者云何曰若身有瘡被刀斧所傷亡血故也

病金瘡王不留行散主之

王不留行散方

王不留行八月八日採　蒴藋細葉七月七日採　桑東南根白皮三月三日採各十分　甘草十八分　川椒三分　黄芩　厚樸　乾薑　芍藥各三分

合九味，王不留行、蒴藋、桑皮三味，燒灰存性，各别擣篩，合治之爲散，服方寸匕。小瘡即粉之，大瘡頓服之，產後亦可服。

浸淫瘡，從口而起，流向四肢者，可治；從四肢流來入口者，不可治。

浸淫瘡，黄連粉主之。

黄連粉方未見

辨趺蹶手指臂腫轉筋狐疝蚘蟲病脈症篇第三十五

師曰：病趺蹶，其人但能前，不能卻，刺腨入二寸，此太陽經傷也。

趺蹶他本亦作跌蹶

病人常以手指臂腫動，此人身體本瞤瞤者，藜蘆甘草湯主之。

藜蘆甘草湯方失傳

轉筋之為病。其人臂脚直。脈上下行。微弦。轉筋入腹者。雞屎白散主之。

雞屎白散方

雞屎白為末。取方寸匕。以水六合。和溫服。

除狐疝氣者。偏有大小。時時上下。蜘蛛散主之。

蜘蛛散方

蜘蛛十四枚熬焦　桂枝半兩

合二味。為散。取八分一匕。飲和服。日再服。蜜丸亦可。

問曰病腹痛有蟲。其脈何以別之。師曰、腹中痛。其脈當沉若弦。反洪大。故有蚘蟲。蚘蟲之為病。令人吐涎、心痛。發作有時。毒藥不止者。甘草粉蜜湯主之。

甘草粉蜜湯方

甘草二兩　白粉一兩　白蜜四兩

合三味。以水三升。先煮甘草。取二

升。去滓。內粉蜜攪令和。煎如薄粥。溫服一升。差即止。

蚘厥者。其人當吐蚘。今病者靜而復時煩。非為藏寒。蚘上入膈。故煩。須臾復止。得食而嘔又煩者。蚘聞食臭出。其人當自吐蚘。蚘厥者。烏梅丸主之。方見前

傷寒雜病論卷十四

辨婦人妊娠病脈症篇第三十六

師曰、婦人得平脈。陰脈小弱。其人嘔渴不能食。無寒熱。名妊娠。桂枝湯主之。於法六十日當有此症。設有醫治逆者。却一月。加吐下者、則絕之。

婦人妊娠二三月。脈三部俱平。身反灑淅。不欲食飲。頭痛心亂。嘔噦欲吐。呼吸微促。醫以桂枝湯和之。不差。反胸中痛腹滿。桂枝者、和榮衛。此病在中焦。理中湯主之。方俱見前

問曰、婦人妊娠。其脈何類。師曰、平人經斷。三部脈如經。按之無絕。或尺中大。或寸口動滑。此為妊娠。經斷三月後。當有此候。在前陽尚微小。陰部小弱。亦妊娠也。設瘦人、但得尺內按之不絕。便屬妊娠。

婦人宿有癥病。經斷未及三月。而得漏下不止。胎動在臍上者。此為癥痼害。

躯即孕

妊娠六月動者，前三月經水利時，胎也。下血者，後斷三月衃也。所以血不止者，其癥不去故也。當下其癥，桂枝茯苓丸主之。

桂枝茯苓丸方

桂枝　茯苓　丹皮　桃仁去皮尖熬　芍藥各等分

合五味，末之，煉蜜為丸，如兔屎大，每日食前服一丸。不知，加至三丸。

婦人脈微弱而澀，小腹冷，身惡寒，年少得之，為無子；年大得此，則絕產。

婦人懷妊七月，而不可知，時時衄血而轉筋者，此為躯也。衄時嚏而動者，非躯也。

婦人懷妊三月，而渴，其脈反遲者，欲為水分。復腹痛引微腰脊者，必墮胎。

婦人懷娠六七月，暴下水斗餘，此非其時，以孤漿預下故也。其胎必倚而墮。

婦人懷妊五六月，若無所見，其人小腹冷，膝脛疼，腰重難起，脈得少陰微緊。微則為虛，緊則為寒，虛寒相搏，血即凝澀，此為血痹。所以然者，陽不行，則養不周

故也。當去其寒。宜附子湯主之。陽旦湯亦主之。方俱見前

婦人懷妊六七月。脈弦發熱。其胎愈脹。腹痛。少腹如扇。所以然者。子藏開故也。當以附子湯溫其藏。

師曰、婦人有漏下者。有半產後。因續下血都不絕者。有妊娠下血者。假令妊娠腹中痛。為胞阻。膠艾湯主之。蒲黃散亦主之。

膠艾湯方

阿膠　艾葉　芎窮　當歸各三兩　芍藥四兩　乾地黃六兩　甘草二兩

合七味。以水五升。清酒三升。合煮取三升。去滓、內膠。令消盡。溫服一升。日三服。不差、更作。

蒲黃散方

蒲黃半斤　鹿茸炙　當歸各二兩　阿膠四兩

合四味。搗篩為散。酒服方寸匕。日三服。不知、漸加至二方寸匕。

婦人墮身。血不盡去。苦煩悶。鹿角屑豉湯主之。

鹿角屑豉湯方

鹿角屑一兩　香豉二升半

合二味。以水三升。先煮豉三四沸。去滓。內鹿屑。攪令勻。頓服。須臾血下、愈。

婦人懷孕。腹中疠痛。當歸芍藥散主之。

當歸芍藥散方

芍藥一斤　當歸　芎窮各三兩　茯苓　白朮各四兩　澤瀉半斤

合六味。杵為散。取方寸匕。酒和、日二服。

妊娠嘔吐不止。乾薑人參半夏丸主之。

乾薑人參半夏丸方

乾薑　人參各一兩　半夏二兩

合三味。末之。以生薑汁糊為丸。如梧子大。飲服十丸。日三服。

妊娠、小便難。飲食如故。當歸貝母苦參丸主之。

當歸貝母苦參丸方

當歸　貝母　苦參各四兩

合三味。末之。煉蜜為丸。如小豆大。飲服三丸。加至十丸。

妊娠、有水氣。身重。小便不利。灑淅惡寒。起即頭眩。葵子茯苓散主之。

葵子茯苓散方

葵子一升　茯苓三兩

合二味。杵為散。飲服方寸匕。日三服。小便利、則愈。

婦人妊娠。得熱病五六日。小便不利。葵子榆白皮湯主之。

葵子榆白皮湯方

葵子一升　榆白皮一把

合二味，以水五升，煮四五沸，服一升，日三服。

婦人妊娠，乳癰，麥冬菰𤬏根湯主之。

麥冬菰𤬏根湯方

麥門冬一升　菰𤬏根　升麻　黃芩　黃耆　白芍

甘草炙　茯苓各三兩　白芷三兩　桑寄生　獨活　人參

防風各二兩　紫糖八兩　大棗十枚

合十五味，以水一斗，煮取三升，去滓，內糖，分四服。

婦人妊娠，宜當歸散。妊娠常服，即易產，胎無疾苦。產後百病悉主之。

當歸散方

當歸　黃芩　芍藥　芎窮各一斤　白朮半斤

合五味杵為散酒服方寸匕日再服

妊娠法當養胎或苦痛或心下毒痛或心煩吐痛不能食飲或嘔或渴白朮散主之

白朮散方

白朮　川芎　蜀椒（炒去汗）各三分　牡蠣二分

合四味杵為散酒服一錢匕日三服夜一服但苦痛加芍藥心下毒痛倍加芎藭心煩吐痛不能食飲加細辛一兩半夏大者二十枚服之後更以酢漿水服之若嘔以酢漿水服之復不解者以小麥汁服之已後渴者大麥粥服之病雖愈服之勿置

婦人傷胎懷身腹滿不得小便從腰以下重如有水狀懷身七月太陰當養不養此心氣實當刺瀉勞宮及關元小便微利則愈

辨婦人產後病脈症篇第三十七

問曰、新產婦人有三病。一者病痓。二者病鬱冒。三者大便難。何謂也。師曰、新產血虛。多汗出。喜中風。故令病痓。亡血復汗。寒多。故令鬱冒。亡津液胃燥。故大便難。

產婦鬱冒。其脈微弱。嘔不能食。大便反堅。但頭汗出。所以然者。血虛而厥。厥而必冒。冒家欲解。必大汗出。以血虛下厥。孤陽上出。故頭汗出。所以產婦喜汗出者。亡陰血虛。陽氣獨盛。故當汗出。陰陽乃復。大便堅。嘔不能食。小茈胡湯主之。方見傷寒

病解能食。七八日更發熱者。此為胃實。宜大承氣湯主之。方見前

產後腹痛。吳萸豬腎湯主之。羊肉湯亦主之。

吳萸豬腎湯方

吳茱萸一升　豬腎一枚　黃耆　當歸　川芎　人參　茯苓各二兩

乾地黄二兩　生薑　厚樸　甘草炙各三兩　桂枝四兩　半夏洗五兩

合十三味。以水二斗。煮豬腎令熟。取一斗。吹去油膩。內藥。入清酒二升。煮取三升。分四服。日三夜一。

羊肉湯方

羊肉一斤半　葱白一斤　乾薑　當歸　桂枝各一兩　芍藥　芎藭　地黄　甘草炙各二兩

合九味。以水二斗。煮肉。取一斗。去肉、內藥。煎取三升。分四服。一日盡。

產後、腹中疼痛。桃仁芍藥湯主之。

桃仁芍藥湯方

桃仁半升去皮尖　芍藥三兩　芎藭　當歸　乾漆熬　桂枝各二兩　甘草二兩炙

合七味。以水八升。煮取三升。分三服。服則相去一炊久再服。

產後、腹中㽲痛。當歸生薑羊肉湯主之。并治腹中寒疝。虛勞不足。方見前

產後、腹痛。心下切痛。不能食。往來寒熱。如中風狀。羊肉當歸湯主之。

羊肉當歸湯方

羊肉三斤去脂　當歸三兩　黃耆　芎藭　防風　人參各一兩

生薑五兩　芍藥二兩　甘草二兩炙

合九味。以水二斗。煮肉。取一斗。出肉、內諸藥。煎取三升。分溫三服。

產後、腹痛。煩滿不得臥。枳實芍藥散主之。

枳實芍藥散方

枳實燒令黑勿太過　芍藥各等分

合二味。杵為散。服方寸匕。日三服。并主癰膿。大麥粥下之。

師曰、產後腹痛。法當以枳實芍藥散。假令不愈者。此為腹中有瘀血、著臍下。宜

下瘀血湯主之。亦主經水不利。

下瘀血湯方

大黃三兩　桃仁三十粒　䗪蟲二十枚去足熬　合三味。末之。煉蜜和為四丸。

以酒一升。煮一丸。取八合。頓服之。新血下如豚肝。

新產後有血。腹中切痛。大黃乾漆湯主之。

大黃乾漆湯方

大黃　乾漆　乾地黃　乾薑　桂枝各三兩

合五味。以泉水清酒各五升。煮取三升。去滓。溫服一升。血當下。若不下。明日更服一升。滿三服。病差、無所苦。

產後、腹痛頭疼。胸中少氣。腹中脹滿欲絕。血未盡、故也。當下之。蒲黃湯主之。

蒲黃湯方

蒲黄　生薑　乾地黄各五兩　芒硝二兩　桃仁二十枚　芎藭一兩
桂枝一兩　大棗十五枚

合八味。以水九升。煮取二升五合。去滓、內芒硝。分溫三服。一日令盡。

產後心痛。此大寒所為。薑汁蜀椒湯主之。

薑汁蜀椒湯方

生薑汁五合　蜀椒二合炒去汗　當歸　半夏洗　桂枝　茯苓
人參　甘草炙各二兩　芍藥三兩　白蜜一升半

合十一味。以水九升。煮椒令沸。內藥煮減半。去滓。內薑及蜜。復煎取二升半。服五合。漸加至六合。相去一炊久、再服。日令盡。禁冷食。

產後、七八日。無太陽症。少腹堅痛。此惡露不盡。不大便。煩躁發熱。切脈微實。更倍發熱。日晡時煩躁者、不食。食則譫語。至夜差愈。宜大承氣湯主之。熱在裏。結

在膀胱也。方見前

產後惡露不盡。吴萸人參大黄湯主之。

吴萸人參大黄湯方

人參二兩　大黄　當歸　生薑　丹皮　芍藥　甘草炙各三兩

吴茱萸一升

合八味。以水一斗。煮取四升。去滓、分四服。一日令盡。

產後、惡露不盡。除諸疾。補不足。乾地黄湯主之。

乾地黄湯方

乾地黄三兩　芎藭　桂枝　黄耆　當歸各二兩　細辛

人參　茯苓　防風　芍藥　甘草炙各一兩

合十一味。以水一斗。煮取三升。去滓、分三服。日再夜一。

婦人產後。惡露不盡。腹痛不除。小腹急痛。引腰脊。吸吸少氣。澤蘭湯主之。

澤蘭湯方

澤蘭　乾地黃　當歸各二兩　生薑三兩　芍藥一兩　甘草炙一兩半　大棗十枚

合七味。以水九升。煮取三升。去滓、分三服。隨身欲死者。服之亦差。

產後、餘血不盡。逆搶心胸。手足逆冷。脣乾。腹脹短氣。大黃甘草桂枝湯主之。

大黃甘草桂枝湯方

大黃四兩　甘草　桂枝　芍藥　阿膠各三兩

合五味。以東流水一斗。煮取二升。絞去滓。內膠烊盡。分溫三服。三服入腹。面即有顏色。一日夜、盡此三服。即下惡血。當將養如新產婦也。

產後、惡露不盡。往來寒熱者。吳萸桃仁湯主之。

吳萸桃仁湯方

吳茱萸二升　桃仁五兩　黃芩　當歸　芍藥各三兩　生薑

茈胡各半斤 合七味。以清酒一升。水三升。煮取三升。去滓。適寒溫。先食服一升。日三服。若體素弱者。加百煉酥半斤。

產後風。續續數十日、不解。頭微疼。惡寒。時時有熱。心下悶。乾嘔、汗出雖久。陽旦症續在者。可與陽旦湯。方見前

產後中風。病痙者、發熱面正赤。喘而頭痛。竹葉湯主之。

竹葉湯方

竹葉一把 葛根三兩 防風 桔梗 桂枝 人參 甘草各一兩 附子一枚炮 生薑五兩 大棗十五枚

合十味。以水一斗。煮取二升半。分溫三服。覆使汗出。頸項強。用大附子一枚。破之如豆大。入前藥揚去沫。嘔者、加半夏半升洗。

婦人在草蓐。自發露得風。四肢苦煩熱頭痛。與小茈胡湯。頭不痛、但煩者。三物

黄芩湯主之。

三物黄芩湯方

黄芩一兩　苦參二兩　乾地黄四兩

合三味，以水六升，煮取二升，温服一升，多吐下蟲。

產後，乍寒乍熱，隨身温熱，心胸煩滿，汗出而渴者，桂枝知母黄芩湯主之。

隨身温熱他本皆無，其義未明，姑録之

桂枝知母黄芩湯方

桂枝　芍藥　黄芩各二兩　知母三兩　地黄四兩　甘草一兩

合六味，以水六升，煮取三升，分三服。

產後，兩脇滿痛，拘急，不得太息，此屬肝虚，桂枝吴萸地黄湯主之。

桂枝吴萸地黄湯方

桂枝六兩　吴茱萸一升　地黄　芍藥各三兩　生大黄五兩

阿膠　當歸　蒲黄各二兩　大棗十三枚　甘草二兩炙

合十味。以水一斗。煮取三升半。分溫三服。

產後虚熱。寒熱往來。如瘧狀。胸滿。心中煩悶。頭痛。骨節疼。壯熱。日晡所彌更煩熱。黄芩知母桂枝地黄湯主之。

黄芩知母桂枝地黄湯方

知母三兩　地黄一斤　桂枝　黄芩　蜀漆葉　甘草炙各一兩

黄耆四兩　芍藥二兩

合八味。以水一斗。先煮地黄。取七升。去滓。下諸藥。煮取一升五合。分三服。

產後發熱。症類白虎。脈細微而澀。其人身疼痛。心痛。大渴。不欲飲者。黄耆當歸桂枝湯主之。

黄耆當歸桂枝湯方

黄耆八兩　當歸二兩　桂枝　生薑　芍藥各四兩　甘草三兩炙

人參一兩　大棗十二枚

合八味。以水五升。煮取三升。溫分日三服。

婦人乳中虛。煩亂嘔逆。安中益氣。竹皮大丸主之。

竹皮大丸方

生竹茹　石膏各二分　桂枝　白薇各一分　甘草七分

合五味。末之。棗肉和丸。彈子大。飲服一丸。日三夜二服。有熱、倍加白薇。煩喘者、加枳實一分。

產後下利。阿膠湯主之。

阿膠湯方

阿膠　當歸　黄檗　黄連各一兩　陳倉米一升　蠟如棊子大三枚

合六味。以水八升。煮米、蟹目沸。去米。內藥。煮取二升。去滓、內膠蠟、令烊。分四服。一日令盡。

產後、下利腹痛。當歸乾薑湯主之。

當歸乾薑湯方

當歸　龍骨各三兩　乾薑　白朮　芎藭各二兩　熟艾　附子炮

甘草炙各一兩

合八味。以水六升。煮取三升。去滓、分三服。一日令盡。

產後、下利虛極。白頭翁加甘草阿膠湯主之。

白頭翁加甘草阿膠湯方

白頭翁　甘草　阿膠各二兩　黃連　黃檗皮　秦皮各三兩

合六味。以水七升。煮取三升。去滓。入阿膠更上微火。煎膠烊消。取二升。溫服一升。不愈、更服一升。

產後下利。便膿血赤白、日數十行。腹痛。時時下血者。此屬寒。桂蜜桃花石湯主之。

桂蜜桃花石湯方

赤石脂十兩　白蜜一升　桂枝　甘草　乾薑各二兩

附子一兩炮　當歸三兩

合七味。以水六升。煮取三升。去滓。內蜜。再煎數沸。分溫三服。一日令盡。

產後、下利。寒熱。腹中痛。葱豉地黄羊肉湯主之。

葱豉地黄羊肉湯方

葱白一把　香豉一升　羊肉一斤　地黄　人參　當歸

黄芩　桂枝　甘草各一兩　生薑　芍藥各二兩

合十一味。以水二斗。煮肉。取一斗。內諸藥。煮取三升。分溫三服。

產後、虛羸不足。腹中㽲痛。吸吸少氣。或苦少腹拘急。痛引腰背。不食。產後一月日得服四五劑為善。令人強壯。宜內補當歸建中湯主之。

內補當歸建中湯方

當歸四兩　桂枝　生薑各三兩　芍藥六兩　甘草炙二兩　大棗十二枚

合六味。以水一斗。煮取三升。分溫三服。一日令盡。若大虛、加飴糖六兩。湯成內之於火上。煖令飴消。若去血過多。崩傷內衄不止。加地黃六兩。阿膠二兩。合八味。湯成、內阿膠。若無當歸。以芎藭代之。若無生薑。以乾薑代之。

原書正文為帖帖前文目錄中為帖帖，研習者當思辨

傷寒雜病論卷十五

辨婦人雜病脈症篇第三十八

婦人中風，七八日續來寒熱，發作有時，經水適絕者，此為熱入血室，其血必結，故使如瘧狀，發作有時，小茈胡湯主之。方見前

婦人傷寒發熱，經水適來，晝日明了，暮則譫語，如見鬼狀者，此為熱入血室，治之無犯胃氣、及上二焦，必自愈。

婦人中風，發熱惡寒，經水適來，得之七八日，熱除而脈遲身涼，胸脇下滿，如結胸狀，譫語者，此為熱入血室也，當刺期門，隨其實而取之。

陽明病，下血譫語者，此為熱入血室，但頭汗出者，當刺期門，隨其實而瀉之，濈然汗出則愈。

婦人胸滿，心中堅，咽中帖帖，如有炙臠，半夏厚樸湯主之。

半夏厚樸湯方

半夏一升　厚樸三兩　茯苓四兩　生薑八兩　蘇葉二兩

合五味。以水一斗。煮取四升。分溫四服。日三夜一服。

婦人藏燥。喜悲傷欲哭。象如神靈所作。數欠伸。甘麥大棗湯主之。

甘麥大棗湯方

甘草三兩　小麥一升　大棗十枚

合三味。以水六升。煮取三升。分溫三服。亦補脾氣。

婦人吐涎沫。醫反下之。心中即痞。當先治其吐涎沫。小青龍湯主之。治涎沫止。乃治痞。瀉心湯主之。二方俱見前

婦人血下。咽乾而不渴。其經必斷。此榮不足。本自有微寒。故不引飲。渴而得飲者。津液得通。榮衛不合。其經必復下。

硍磊之義未明姑錄之

婦人病下利，而經水反斷者，以下利亡津液故也。但治其利，利止津液復，經當自下。

婦人小腹硍磊轉痛，而復自解，發作無常，經反斷，膀胱中結堅急痛，下引陰中，氣衝者，久必兩脇拘急。

婦人之病，因虛、積冷、結氣，為諸經水斷絕，至有歷年，血寒積極，胞門寒傷，經絡凝堅。在上嘔吐涎唾，久成肺癰，形體損分；在中盤結，繞臍寒疝，或兩脇疼痛，與藏相連，或結熱中，痛在關元，脈數無瘡，肌若魚鱗，時著男子，非止女身；在下未多，經候不勻，令陰掣痛，少腹惡寒，或引腰脊，下根氣衝，氣衝急痛，膝筋疼煩，奄忽眩冒，狀如厥癲，或有憂慘，悲傷多嗔，非有鬼神，此皆帶下，久則羸瘦，脈虛多寒。三十六病，千變萬端，審脈陰陽，虛實緊弦，行其鍼藥，治危得安。其雖同病，脈各異源，子當辨記，勿謂不然。

問曰婦病如癲疾鬱冒一日二三十發師脈之反言帶下皆如師言其脈何類何以別之師曰寸口脈濡而緊濡則陽氣微緊則榮中寒陽微衛氣虛血結凝寒陰陽不和邪氣舍於榮衛疾起少年時經水來以合房室移時過度精感命門間經下血虛百脈皆張中極感陽動微風激成寒因虛舍榮衛冷積丹田發動上衝奔在胸膈津液掩口入涎唾湧溢出眩冒如厥狀厥氣衝髀裏熱癰醫名為厥灸之因大劇

問曰婦人病苦氣上衝胸眩冒吐涎沫髀裏氣衝熱師脈之不名帶下其脈何類何以別之師曰寸口脈沉而微沉則衛氣伏微則榮氣絕伏則為疹榮絕則亡血病當小便不利津液閉塞今反小便通微汗出沉變為寒欬逆嘔沫其肺成痿津液竭少亡血損經絡因寒而血厥手足苦痹氣從丹田起上至胸脇沉寒怫鬱於上胸中窒寒氣壓陽部面翕如醉形體似肥此乃浮虛醫反下之長

鍼。復重虛榮衛。久發眩冒。故知為血厥也。

問曰、婦人年五十。所病下血。數十日不止。暮即發熱。少腹裏急。腹滿。手掌煩熱。唇口乾燥。何也。師曰、此屬病帶下。何以故。曾經半產。瘀血在少腹不去。何以知之。其症唇口乾燥。故知之。當以溫經湯主之。

溫經湯方

吳茱萸三兩　半夏半升　麥門冬一升　生薑　甘草　牡丹皮　阿膠　桂枝　人參　當歸　芎藭　芍藥各二兩

合十二味。以水二斗。煮取三升。分溫三服。

婦人年五十。所病但苦背痛。時時腹中痛。少食多厭。喜䐜脹。其脈陽微。關尺小緊。飲食如故。病在下焦。此屬帶下。

婦人少腹寒。久不受胎。或崩中去血。或月水來過多。或至期不來。溫經湯主之。

婦人帶下。經水不利。小腹滿痛。經一月不見者。土瓜根散主之。

土瓜根散方

土瓜根　芍藥　桂枝　䗪蟲各三分

合四味。杵為散。酒服方寸匕。日三服。

寸口脈弦而大。弦則為減。大則為芤。減則為寒。芤則為虛。寒虛相搏。此名為革。

婦人則半產漏下。旋覆花湯主之。方見前

少陰脈浮而緊。緊則疝瘕。腹中痛。半產而傷。浮則亡血。絕產惡寒。

婦人陷經漏下黑不解。膠薑湯主之。

膠薑湯方

阿膠四兩　白膠三兩　乾薑五兩炒透　生薑汁八兩

合四味。以水二斗。煮取一斗。去滓。內膠與薑汁再煮。取四升。溫分四服。日三夜一服。

婦人漏血積月不止。甘草乾薑馬通湯主之。

甘草乾薑馬通湯方

甘草四兩　乾薑炮透存性　當歸各二兩　阿膠　生艾各三兩　馬通一升取汁

合六味。以水八升。清酒二升。煮取五升。去滓。內馬通汁及膠。微火煎。取三升。適寒溫分再服。

婦人漏下白沃。經月不絕。甘草朮附馬蹏湯主之。

甘草朮附馬蹏湯方

白朮四兩　附子三兩炮　甘草炙　白馬蹏屑炙令焦　赤石脂　禹餘糧各二兩　烏鰂魚骨　龍骨　牡蠣熬　乾地黃　當歸各三兩　白殭蠶一兩

合十二味。以水二斗。煮減半。分溫六服。一日夜令盡。

婦人崩中。赤白暴注。煩悶。竹茹地榆蒲黄湯主之。

竹茹地榆蒲黄湯方

竹茹一斤　地榆　蒲黄　漏蘆各三兩　柏葉　乾薑　芍藥　甘草炙

當歸　桂枝各二兩　茯苓一兩　竈中黄土半斤

合十二味。以水一斗五升。煮地榆根。減三升。内諸藥。更煮。取四升。分温四服。日三夜一服。

婦人崩中。赤白不絶。困篤。禹餘糧散主之。

禹餘糧散方

禹餘糧五兩　烏鰂骨　代赭石各一兩　白馬蹏屑十兩　龍骨三兩

鹿角二兩　合六味。擣散。清酒調服方寸匕。日再服。不知、稍加至二方寸匕。煉蜜和丸、亦佳。

婦人漏下不止。卒暴崩中。薑灰蒲黃湯主之。

薑灰蒲黃湯方

乾薑炮黑四兩　蒲黃　赤石脂各半斤　當歸　阿膠各二兩　白朮

甘草炙各三兩　鹿茸一兩

合八味。以清酒泉水各五升。煮減半。內膠茸。煮取三升。溫分三服。

婦人漏下不止。大崩中。積年不愈。丹參地黃湯主之。

丹參地黃湯方

丹參二兩　乾地黃半斤　阿膠　甘草各四兩　艾葉五兩　紅花

三七各一兩　當歸　乾薑炮透　荊芥炒黑各三兩　人參二兩半

合十一味。以水一斗五升。煮取六升。內童便一升。煮取四升。分三服。一日令盡。

婦人帶下。五賁。外實內虛。薏苡芡實牛角鰓散主之。

本條和上一條重復。原書即如此

薏苡芡實牛角鰓散方

薏苡仁　芡實各四兩　牛角鰓三枚燒令赤　阿膠　續斷各三兩

鹿茸　乾薑　當歸各二兩　赤石脂　禹餘糧　烏鰂魚骨

龍骨各一兩

合十二味。搗為散。取方寸匕。入苦酒少許。空腹。調清酒溫服。日三服。

婦人腹下十二病。絕產。鱉甲龍骨散主之。

鱉甲龍骨散方

鱉甲半斤　龍骨三兩　殭蠶　烏鰂魚骨　代赭石各四兩　桂枝

半夏洗　竈中黃土　柏葉　乾薑各二兩　石葦去毛　滑石各一兩

合十二味。搗為散。溫酒服方寸匕。日三服。

婦人腹下十二病。絕產。鱉甲龍骨散主之。

滑石各下缺字

鱉甲龍骨散方

鱉甲半斤　龍骨三兩　殭蠶　烏鰂魚骨　代赭石各四兩　桂枝

半夏洗　竈中黃土　柏葉　乾薑各二兩　石葦去毛　滑石各兩

合十二味。搗為散。溫酒服方寸匕。日三服。

婦人少腹滿而熱。如敦狀。小便微難、而不渴。生後者。此為水與血俱結在血室也。大黃甘遂湯主之。

大黃甘遂湯方

大黃四兩　甘遂　阿膠各三兩

合三味。以水三升。煮取一升。頓服。其血當下。

婦人經水不利下。抵當湯主之。方見前

婦人月水不通。小腹堅痛不得近。乾漆湯主之。

乾漆湯方

乾漆熬　黄芩　當歸　芒硝　桂枝各二兩　萎蕤　芍藥　甘草炙　細辛　附子炮各一兩　吴茱萸一升　大黄三兩

合十二味。以清酒一升。漬一宿。入水一斗。煮取四升。去滓。内硝烊盡。分三服。服別相去一炊頃。再服。

婦人久寒。經水不利。吴萸桂枝桃仁湯主之。

吴萸桂枝桃仁湯方

吴茱萸三升　桂枝六兩　桃仁五十枚　人參　芍藥　牡丹皮　牛膝各三兩　生薑一斤　小麥　半夏洗各一升　水蛭熬　䖟蟲熬　䗪蟲熬去翅足　甘草炙各一兩　大棗二十枚

合十五味。以清酒五升。水一斗。煮取三升。去滓。適寒温服一升。日三服。不能飲酒者。以水代之。湯欲成。乃內諸蟲。病人不耐藥者。當服七合。

婦人經水不通。陰中腫痛。葱白菖蒲湯主之。

葱白菖蒲湯方

葱白一斤　菖蒲　當歸各二兩　吳茱萸　阿膠熬各一兩

合五味。以水九升。煮取三升。內膠令烊盡。溫分三服。

婦人經水不利。藏腫如瓜。陰中疼。引腰痛者。大黃杏仁湯主之。

大黃杏仁湯方

大黃三兩　杏仁　桃仁　䗪蟲去足翅熬　水蛭熬各三十枚

合五味。以水六升。煮取二升五合。分三服。其病當隨大小便有所下。多者、止勿服。若少者、再作劑。令五服盡。并治月水不調。或一月再來。或二三月不來。或前或後。閉塞不通。皆悉主之。

婦人經水閉、不利。藏堅癖不去。中有乾血。下白物。宜內礬石丸。

礬石丸方

礬石三分　杏仁一分

合二味。末之。煉蜜作丸。如棗核大。內藏中。劇者、再內之。

婦人月水不利。小腹堅急。大便不通。時下濁物。形如鼻涕。或如雞子白。此胞中氣冷也。吳萸乾薑大黃雞汁湯主之。

吳萸乾薑大黃雞汁湯方

吳茱萸二升　黃雌雞一隻治如常食法勿令中水　乾薑　大黃　乾地黃

當歸　黃芩　芎藭　桂枝　牡丹皮　芒硝　人參

細辛　甘草炙各二兩　芍藥三兩　水蛭熬　䖟蟲去足翅熬　桃仁各五十枚

合十八味。以清酒一升。漬藥一炊久。別以水二斗。煮雞取一斗五升。去雞下藥。合煮、取五升。絞去滓、內芒硝烊盡。攪調相和。適寒溫服一升。日三服。

婦人月水不通六七年。或腫痛。氣逆腹脹。癥瘕痛。吳茱萸地黃䗪蟲丸主之。

吳茱萸地黃䗪蟲丸方

吳茱萸　黃芩　牡桂　桃仁各三兩　䗪蟲熬四百枚　乾地黃

牡丹皮　乾漆熬　芍藥　牛膝　桂枝　土瓜根各四兩

茯苓三兩　海藻三兩　葶藶五合熬令紫色　芒硝一兩　人參一兩半

合十七味。擣篩為末。另擣桃仁葶藶如泥。煉蜜和丸。如梧子大。酒服七丸。日三服。

婦人月水不調。或月前。或月後。或如豆汁。腰痛如折。兩脚疼。此胞中風冷也。牡丹大黃湯主之。

牡丹大黃湯方

牡丹　大黄　芒硝各四兩　桃仁一升　陽起石　人參
茯苓　水蛭熬　䗪蟲熬　甘草炙各二兩
合十味。以水九升。煮取三升。去滓。內芒硝令盡。分三服。
婦人月水不調。或前或後。或多或少。乍赤乍黑。陽起石湯主之。
陽起石湯方
陽起石　甘草炙　乾薑　人參　桂枝各二兩　附子炮一兩
竈中黄土五兩　乾地黄半斤　續斷　赤石脂各三兩
合十味。以水一斗。煮取三升五合。分四服。日三夜一。
婦人經來繞臍痛。上搶心胸。往來寒熱。如瘧疾狀。桃仁散主之。
桃仁散方
桃仁五十粒　薏苡仁　代赭石　牛膝各二兩　茯苓一兩

大黃八兩 䗪蟲熬二十枚 桂枝三兩

合八味。搗爲散。宿勿食。明旦空腹溫酒服一錢匕。日三服。

婦人六十二種風。腹中血氣刺痛。紅藍花酒主之。

紅藍花酒方

紅藍花一兩

一味。以酒一大升。煎減半。頓服一半。未止、再服。

婦人腹中諸疾痛。當歸芍藥散主之。方見前

婦人腹中痛。小建中湯主之。方見前

問曰。婦人病。飲食如故。煩熱不得臥。而反倚息者。何也。師曰。此名轉胞。不得溺也。何以故。其人素肌盛。頭舉身滿。今反羸瘦。頭舉中空。以胞系了戾。故致此病。但當利小便則愈。宜腎氣丸主之。方見前

婦人陰寒。溫陰中坐藥。蛇牀子散主之。

蛇牀子散方

蛇牀子　一味。末之。以白粉少許。和合相得。如棗大。綿裹、內之。自然溫。

婦人著坐藥。強下其經。目眶為痛。足跟難以踐地。心中狀如懸。

少陰脈數則氣淋。陰中生瘡。

少陰脈滑而數者。陰中即生瘡。

婦人陰中蝕瘡爛者。狼牙湯主之。

狼牙湯方

狼牙三兩　一味。以水四升。煮取半升。以綿纏筯如繭。浸湯瀝陰中。日四遍。

師曰。婦人脈得浮緊。法當身疼痛。今身不痛。但苦腹中痛。腸中鳴。欬則失便。當病陰吹。

師曰。寸口脈浮而弱。浮則為虛。弱則亡血。浮則短氣。弱則有熱、而自汗出。趺陽脈浮而澀，浮則氣溢，澀則有寒，喜噫吞酸，其氣熱下，小腹則寒。

少陰脈弱而微，微則少血，弱則生風，微弱相搏，陰中惡寒，胃氣下泄，吹而正喧。

師曰：胃氣下泄，陰吹而正喧，此穀氣之實也，以豬膏髮煎主之。方見前

婦人因其夫陰陽過度，玉門疼痛，小便不通，白玉湯主之。

白玉湯方

白玉二兩半　白朮　當歸各五兩　澤瀉　肉蓯蓉洗去甲，各二兩

合五味，先以水一斗，煮玉五十沸，去玉，內藥，煮取二升，分溫三服。

婦人傷於丈夫，苦頭痛，欲嘔，心悶煩，桑白皮湯主之。

桑白皮湯方

桑根白皮半兩　乾薑二兩　桂枝三兩　大棗二十枚

合四味，以水酒各五升，煮取三升，去滓，服之，適衣，無令汗出。

婦人嫁痛。大黃清酒湯主之。

大黃清酒湯方

大黃三分　清酒一升

合二味。以水一升。合煮十沸。頓服之。

婦人小戶嫁痛連日。生薑桂枝芍藥甘草湯主之。

生薑　甘草炙各三兩　芍藥半兩　桂枝二兩

合四味。以酒二升。煮三沸。去滓。適寒溫。分三服。

婦人小戶嫁痛出血。牛膝清酒湯主之。烏鰂魚骨散亦主之。

牛膝清酒湯方

牛膝五兩　清酒二升

合二味。以水三升。合煮取三升。去滓。分三服。立差。

烏鰂魚骨散方

烏鰂魚骨二枚

一味。燒成屑。以酒服方寸匕。日三服。立差。

婦人妊娠，為夫所動，欲死，竹瀝汁湯主之。

竹瀝汁湯方

竹瀝汁一升

新取乘熱，適寒溫飲之，立差。其法取淡竹斷兩頭節，以火燒其中央，用器盛兩頭，得汁收用。

婦人無故溺血，龍骨清酒散主之。桂枝鹿角豆黄卷散亦主之。

龍骨清酒散方

龍骨五兩　清酒五升

以龍骨一味，擣為散，酒服方寸匕，空腹服，日三服。

桂枝鹿角豆黄卷散方

桂枝　鹿角　豆黄卷各一兩

合三味，擣為散，空腹酒服方寸匕，日三服。

婦人遺溺，不知出時，白薇芍藥散主之，礬石牡蠣散亦主之。

白薇芍藥散方

白薇　芍藥各二兩半　合二味。擣為散。酒服方寸匕。日三服。

礬石牡蠣散方

礬石　牡蠣俱熬各三兩　合二味。擣為散。酒服方寸匕。亦治丈夫。

辨小兒病脈症篇第三十九

小兒疳蟲蝕齒。宜雄黃葶藶豬膏散烙之。

雄黃葶藶豬膏散方

雄黃　葶藶各等分　合二味。末之。取臘月豬脂鎔。以槐枝綿裹頭四五枚。點藥烙之。

小兒卒中風。口噤。不下一物。雀矢丸主之。

雀矢丸方

瓦雀矢如麻子大　丸。飲服。即愈。雞矢白尤良。并治小兒鬼疰。

小兒羸瘦有蚘蟲。蘿蘆黍米湯主之。

蘿蘆黍米湯方

蘿蘆　黍米汁二升

合二味。切蘿蘆內泔水中。以水三升二合。煮取二升。五歲兒、服五合。日三服。兒大者、服一升。或用米煮服。或用米粉作糖餅。隨人。

小兒三蟲。芎藭雷丸散主之。

芎藭雷丸散方

芎藭　雷丸各等分

合二味。擣為散。飲服一錢匕。日三服。

小兒重舌方

取二三屠家肉。各以指許大。切摩舌。兒立能乳便啼。

又方　取衣魚、燒作灰。以傳舌上。

小兒重舌。舌強不能收唾方。

取鹿角末。如大豆許。安舌上。或安舌下。日三、即差。

又方　取蛇退燒灰、末之。和大酢。以雞毛取之。以括舌上下。日三遍、差。

小兒重舌。舌生瘡、涎出、方。

生菖蒲、暴乾末之。傅舌上。不過二三度、愈。

又方　取田中蜂房、燒灰。以醇酒和傅咽喉下。立愈。

傷寒雜病論卷十六

辨雜療方篇第四十

退五藏虚熱四時加減茈胡飲子方

茈胡　白朮各八分　大腹檳榔四枚併皮子用　橘皮五分　生薑三分

桔梗七分

合六味。㕮咀。分為三貼。一貼以水三升。煮取二升。温分三服。如人行四五里。進一服。如四體壅。加甘草少許。每貼分作三小貼。每小貼、以水一升。煮取七合。温服。再合滓為一服。重煎。都成四服。冬三月、茈胡稍多。春三月、比冬減白朮。增枳實。夏三月、比春多甘草。仍用白朮。秋三月、同。冬三月、惟橘皮稍多。

心腹諸卒暴百病。若中暴客忤。心腹脹滿。卒痛如錐刺。氣急口噤。停尸卒死者。三物備急丸主之。

三物備急丸方

大黄　乾薑　巴豆（去皮心熬外研如泥各一兩）

合三味。藥須精新。先擣大黄乾薑為末。研巴豆內中。合治一千杵。用為散。蜜和丸、亦佳。密器貯之。莫令洩氣。以煖水苦酒。服大豆許三四丸。或不能下。捧頭起。灌令下咽。須臾當差。如未差。更與三丸。當腹中鳴。即吐下、便差。若口噤。亦須折齒灌之。

傷寒令愈不復。紫石寒食散主之。

紫石寒食散方

紫石英　白石英　赤石脂　太乙餘糧　石鐘乳（煅）

菰瓠根　防風　桔梗　文蛤　鬼臼（各十分）　桂枝

乾薑　附子（各四分）

合十三味。杵為散。酒服方寸匕。

救卒死方

薤、搗汁灌鼻中。

雄雞冠割取血。管吹內鼻中。

豬脂、如雞子大。苦酒一升煮沸。灌喉中。

雞肝及血、塗面上。以灰圍四旁立起。

大豆二七粒。以雞子白、并酒和。盡以吞之。

救卒死而壯熱者方。

礬石半斤。以水一斗。煮消。以漬脚。令沒踝。

救卒死而目閉者方。

騎牛臨面。搗薤汁灌耳中。吹皂角末鼻中。立效。

臨面面朝下捽之意

救卒死而張口反折者方。

灸手足兩爪皮、十四壯。飲以五毒者膏散。有巴豆者

救卒死而四肢不收失便者方。

馬溺一升。水三斗。煮取二升、以洗之。又取牛洞一升。溫酒灌口中。灸心下一寸。臍上三寸。臍下四寸。一百壯、差。

救小兒卒死而吐利。不知何病者方。

狗矢一丸。絞取汁以灌之。無濕者、水煮乾者取汁

尸厥脈動而無氣。氣閉不通。故靜而死也。

治方、菖蒲屑內鼻孔中、吹之。令人以桂屑著舌下。

又方、剔取左角髮方寸、燒末。酒和灌之。令入喉。立起。

救卒死。客忤死。還魂湯主之。通治諸感忤。

還魂湯方

此方頗類麻黃湯。然少桂枝。杏仁七十改為十七或有深義

麻黃三兩　杏仁十七粒　甘草一兩炙

合三味。以水八升。煮取三升。去滓。分令咽之。

又方

韭根一把　烏梅二七粒　吳茱萸半升

合三味。以水一斗煮之。以病人櫛、內中三沸。櫛浮者生。沉者死。煮取三升。去滓、分飲之。

救自縊死。旦至暮。雖已冷。必可治。暮至旦小難也。恐此當言忿氣盛、故也。然夏時夜短於晝。又熱。猶應可治。又云、心下若微溫者。一日以上。猶可治之方。

徐徐抱解。不得截繩。上下安被臥之。一人以脚踏其兩肩。手少挽其髮。當弦弦勿縱之。一人以手按據胸上。數動之。一人摩將臂脛屈伸之。若已殭。但漸漸強屈之。并按其腹。如此一炊頃。氣從口而出。呼吸眼開。而猶引按莫置。亦勿勞苦之。須臾可少與桂枝湯及粥。

凡中暍死。不可使得冷。得冷便死。療之方。

屈草帶、繞暍人臍。使三兩人溺其中。令溫。亦可用熱泥和屈草。亦可用瓦盌底及車缸。以著暍人臍。令溺須得流出。此為道路窮卒無湯。當令溺其中。欲使多人溺。取令溫。若湯便可與之。不可泥及車缸。恐此物冷。暍既在夏月。得熱泥土。煖車缸、亦可用也。

救溺死方

取竈中灰、兩石餘、以埋人。從頭至足。水出氣孔即活。嘗試蠅子落水而死者。用竈中灰埋之自活。

治馬墜及一切筋骨損方

緋帛（如手大燒灰）　亂髮（如雞子大燒灰）　久用炊單布（一尺燒灰）　甘草（如中指節炙剉）

大黃（一兩切候湯成下）　敗蒲（一握三寸）　桃仁（四十九枚去皮尖熬）

合七味。以童子小便量多少煎湯成。內酒一大盞。次下大黃。去滓、分溫三服。

先刲敗、蒲席半領、煎湯浴衣被蓋覆斯臾、通利數行。痛楚立差。利及浴水赤。

勿怪。即瘀血也。

辨禽獸魚蟲禁忌方治第四十一

凡飲食滋味。以養於身。食之有妨。反能為害。自非食藥煉液。焉能不飲食乎。竊見時人不閑調攝。疾疢競起。若不因食而生。苟全其生。須知切忌者矣。所食之味。有與病相宜。有與身為害。若得宜則益體。害則成疾。以此致危。例皆難療。凡煮藥飲汁以解毒者。雖云救急。不可熱飲。諸毒疾得熱更甚。宜冷飲之。

肝病禁辛。心病禁鹹。脾病禁酸。肺病禁苦。腎病禁甘。春不食肝。夏不食心。秋不食肺。冬不食腎。四季不食脾。辨曰、春不食肝者。為肝氣王。脾氣敗。若食肝。則又補肝。脾氣敗尤甚、不可救。又肝王之時。不可以死氣入肝。恐傷魂也。若非王時即虛。以甘補之佳。余藏準此。

凡肝藏自不可輕啖自死者彌甚。凡心皆為神識所舍勿食之。使人來生復其報對矣。凡肉及肝、落地不着塵土者。不可食之。猪肉落水浮者。不可食。猪肉及魚。若狗不食鳥不啄者。不可食。諸肉不乾。火炙不動。見水自動者。不可食之。肉中如有朱點者。不可食之。六畜肉熱血不斷者。不可食之。父母及身本命肉。食之、令人神魂不安。食肥肉及熱羹。不得飲冷水。諸五藏及魚投地塵土不污者。不可食之。穢飯餒肉臭魚。食之皆傷人。自死肉、口閉者。不可食之。六畜自死。皆疫死。則有毒。不可食之。獸自死。北首、及伏地者。食之殺人。食生肉。飽飲乳。變成白蟲。一作血蠱 疫死牛肉。食之、令病洞下。亦致堅積。宜利藥下之。脯藏米甕中、有毒。及經夏食之。發腎病。

治自死六畜肉中毒方

黃蘗屑　擣、服方寸匕。

治食鬱肉漏脯中毒方鬱肉密器蓋之隔宿者是也漏脯茅屋漏下沾着者是也

燒犬屎。酒服方寸匕。每服人乳汁亦良。　飲生韭汁三升、亦得。

治黍米中藏乾脯食之中毒方

大豆濃煮汁。飲數升、即解。亦治狸肉漏脯等毒。

治食生肉中毒方

掘地深三尺。取其下土、三升。以水五升煮數沸。澄清汁。飲一升。即愈。

治六畜鳥獸肝中毒方

水浸豆豉。絞取汁。服數升、愈。

馬脚無夜眼者。不可食之。　食酸馬肉。不飲酒、則殺人。　馬肉不可熱食。傷人心。　馬鞍下肉。食之殺人。　白馬黑頭者。不可食之。　白馬青蹄者。不可食之。

馬肉㹠肉共食。飽醉臥大忌。　驢馬肉合猪肉食之。成霍亂。　馬肝及毛。不可妄食。中毒害人。

治馬肝毒中人未死方

雄鼠屎、二七粒。末之。水和服。日再服。屎尖者是 又方 人垢。取方寸匕。服之佳。

治食馬肉中毒欲死方

香豉二兩 杏仁三兩 合二味。蒸一食頃。杵之服。日再服。

又方 煮蘆根汁飲之、良。

疫死牛。或目赤。或黃。食之大忌。 牛肉共猪肉食之。必作寸白蟲。 青牛腸、不可合犬肉食之。 牛肺、從三月至五月。其中有蟲如馬尾。割去勿食。食則損人。

牛羊猪肉。皆不得以楮木、桑木、蒸炙食之。令人腹內生蟲。 噉蛇牛肉、殺人。

何以知之。噉蛇者、毛髮向後順者、是也。

治噉蛇牛肉食之欲死方

飲人乳汁一升，立愈。又方　以泔洗頭，飲一升，愈。又方　牛肚細切，以水一斗，煮取一升，煖飲之，大汗出者，愈。

治食牛肉中毒方

甘草煮汁，飲之即解。

羊肉具有宿熱者，不可食之。羊肉不可共生魚酪，食之害人。羊蹄甲中有珠子白者，名羊懸筋，食之令人癲。白羊黑頭，食其腦，作腸癰。羊肝共生椒食之，破人五藏。猪肉共羊肝和食之，令人心悶。猪肉以生胡荽同食，爛人臍。猪脂不可合梅子食之。猪肉和葵食之，少氣。鹿肉不可和蒲白作羹，食之，發惡瘡。麋脂及梅李子，若妊婦食之，令子青盲，男子傷精。麞肉不可合蝦，及生菜、梅、李、果，食之皆病人。痼疾人，不可食熊肉，令終身不愈。白犬自死，不出舌者，食之害人。食狗鼠餘，令人發瘻瘡。治食犬肉不消，心下堅，

葫蒜疑為胡荽

或腹脹。口乾大渴。心急發熱。妄語如狂。或洞下、方。

杏仁一升合皮熟研用 一味。以沸湯二升。和取汁。分三服。利下肉片大驗。

婦人妊娠。不可食兔肉、山羊肉。及鱉、雞、鴨。令子無聲音。 兔肉不可合白雞肉食之。令人面發黃。 兔肉着乾薑食之。成霍亂。 凡鳥自死。口不閉。翅不合者。不可食之。 諸禽肉肝青者。食之殺人。 雞有六翮四距者。不可食之。 烏雞白首者。不可食之。 雞不可共葫蒜食之。滯氣。一云雞子 山雞不可合鳥獸肉食之。 雉肉久食之。令人瘦。 鴨卵不可合鱉肉食之。 婦人妊娠食雀肉。令子淫亂無恥。 雀肉不可合李子食之。 燕肉勿食。入水為蛟龍所噉。

鳥獸有中毒箭死者。其肉有毒。解之方。

大豆煮汁及鹽汁服之。解。

魚頭正白如連珠至脊上。食之殺人。 魚頭中無鰓者。不可食之。殺人。 魚無腸膽者。不可食之。三年陰不起。女子絶生。　魚頭似有肉者。不可食之。　魚目合者。不可食之。　六甲日、勿食鱗甲之物。　魚不可合雞肉食之。　魚不得合鸕鷀肉食之。　鯉魚鮓、不可合小豆藿食之。其子不可合猪肝食之、害人。　鯉魚不可合犬肉食之。　鯽魚、不可合猴雉肉食之。一云、不可合猪肝食。　鯷魚、合鹿肉生食。令人筋甲縮。　青魚不可合生葫荽及生葵并麥中食之。　鰌鱔不可白犬血食之。　龜肉、不可合酒果子食之。　鱉目凹陷者。及壓下有王字形者。不可食之。又其肉不得合雞鴨子食之。　龜鱉肉、不可合莧菜食之。　鰕無鬚。及腹下通黑。煮之反白者。不可食之。　食膾、飲乳酪。令人腹中生蟲為瘕。

膾食之、在心胸間不化。吐復不出。速下除之。久成癥病、治之之方。

橘皮一兩　大黃二兩　朴硝二兩

合三味。以水一大升。煮至小升。頓服即消。

食膾多不消。結為癥病。治之方。

馬鞭草　一味。擣汁飲之。　或以薑葉汁。飲之一升、亦消。　又可服吐藥吐之。

食魚後食毒。兩種煩亂。治之方

橘皮濃煎汁。服之即解。

食鯸鮧魚中毒方

蘆根煮汁。服之即解。

蝌目相向。足斑目赤者。不可食之。

食蝌中毒治之方

紫蘇煮汁。飲之三升。　紫蘇子、擣汁。飲之亦良。　又方　冬瓜汁、飲二升。

食冬瓜亦可。

凡蠏未遇霜多毒。其熟者、乃可食之。　蜘蛛落食中有毒。勿食之。　凡蜂蠅蟲蟻等。多集食上。食之致瘻。

辨果實菜穀禁忌并治第四十二

果子生食。生瘡。　果子落地經宿。蟲蟻食之者。人大忌食之。　生米、停留多日。有損處。食之傷人。　桃子、多食令人熱。仍不得入水浴。令人病淋瀝、寒熱病。杏酪、不熱傷人。　梅多食。壞人齒。　李不可多食。令人臚脹。　林檎不可多食。令人百脈弱。　橘柚多食。令人口爽。不知五味。　梨不可多食。令人寒中。金瘡產婦。亦不宜食。　櫻、桃、杏、多食傷筋骨。　安石榴、不可多食。傷人肺。　胡桃、不可多食。令人動痰飲。　生棗多食。令人熱渴。氣脹寒熱。羸瘦者、彌不可食。傷人。

食諸果中毒治之方

猪骨（燒灰）

一味。末之。水服方寸匕。　亦治馬肝漏脯等毒。

木耳赤色及仰生者、勿食。 菌仰卷及赤色者不可食。

食諸菌中毒。悶亂欲死治之方。

人糞汁、飲一升。 土漿、飲一二升。 大豆、濃煮汁飲之。服諸吐利藥並解。

食楓蛀菌、而哭不止。治之以前方。

誤食野芋。煩毒欲死。治之以前方。其野芋根山東人名魁芋人種芋三年不收亦成野芋并殺人

蜀椒閉口者、有毒。誤食之、戟人咽喉。氣病欲絕。或吐下白沫。身體痹冷。急治之方。

肉桂煎汁飲之。 飲冷水一二升。 或食蒜。 或飲地漿。 或濃煮豉汁飲之、并解。

正月、勿食生葱。令人面生遊風。 二月、勿食蓼。傷人腎。 三月、勿食小蒜。傷人志性。 四月、八月、勿食葫荽。傷人神。 五月、勿食韮。令人乏氣力。 五月五日、勿食一切生菜。發百病。 六月、十月、勿食茱萸。傷人神氣。 八月、九月、勿食薑。

傷人神。十月、勿食椒。損人心。傷心脈。十一月、十二月、勿食薤。令人多涕唾。四季勿食生葵。令人飲食不化。發百病。非但食中。藥中皆不可用。深宜慎之。時病差。未健。食生菜。手足必腫。夜食生菜。不利人。十月、勿食被霜生菜。令人面無光。目澀。心痛、腰疼。或發心瘧。瘧發時、手足十指爪皆青、困委。葱、韮、初生芽者。食之、傷人心氣。飲白酒。食生韮。令人病增。生葱不可共蜜。食之殺人。獨顆蒜彌忌。棗合生葱食之。令人病。生葱、和雄雞、雉、白犬肉、食之。令人七竅經年流血。食糖蜜後。四日內、食生葱蒜。令人心痛。夜食諸薑蒜葱等。傷人心。蕪菁根多食。令人氣脹。薤不可共牛肉作羹。食之成瘕病。韮亦然。蓴多食。動痔疾。野苣、不可同蜜食之。作內痔。白苣不可共酪同食。作䘌蟲。黃瓜食之。發熱病。葵心不可食。傷人。葉尤冷。黃背赤莖者、勿食之。葫荽久食之。令人多忘。病人不可食葫荽。及黃花菜。芋不可多食。動病。

妊婦食薑。令子餘指。蓼多食。發心痛。蓼和生魚食之。令人奪氣。陰欬疼痛。

芥菜不可共兔肉食之。成惡邪病。小蒜多食。傷人心力。

食躁或躁方

豉濃煮汁、飲之。

鉤吻與芹菜相似。誤食之、殺人。解之方。肘後云與茱萸食芥相似

薺苨八兩

一味。水六升。煮取二升。分溫二服。鉤吻生地傍無他草莖有毛者以此別之

菜中有水莨菪葉圓而光。有毒。誤食之。令人狂亂。狀如中風。或吐血。治之方。

甘草煮汁。服之、即解。

春秋二時。龍帶精入芹菜中。人偶食之、爲病。發時手青腹滿。痛不可忍。名蛟龍病。治之方。

硬糖二三升

一味。日兩度服之。吐出如蜥蜴、三五枚、差。

噴起疑為墳起

食苦瓠中毒、治之方

　　黎穰煮汁。數服之解。

扁豆寒熱者。不可食之。　久食小豆。令人枯燥。　食大豆等。忌啖猪肉。　大麥久食。令人作癖。　白黍米、不可同飴蜜食。亦不可合葵食之。　蕎麥麵多食。令人髮落。　鹽多食。傷人肺。　食冷物。冰人齒。　食熱物。勿飲冷水。　飲酒、食生蒼耳。令人心痛。　夏月、大醉汗流。不得冷水洗着身及使扇。即成病。　飲酒、大忌灸腹背。令人腸結。　醉後、勿飽食。發寒熱。　飲酒食猪肉。臥秫稻穰蟲。則發黃。　食飴多飲酒、大忌。　凡水及酒。照見人影動者。不可飲之。　醋合酪食之。令人血瘕。　食白米粥。勿食生蒼耳。成走痔。　食甜粥已。食鹽即吐。　犀角筋攪飲食。沫出、及澆地噴起者。食之殺人。

飲食中毒煩滿治之方。

苦參三兩　苦酒一升半　合二味。煮三沸。三上三下。服之、吐食出。即差。或以水煮亦得。　又方　犀角湯亦佳。

貪食多食、不消。心腹堅滿痛、治之方。

鹽一升　水三升　合二味。煮令鹽消。分三服。當吐出食、便差。

礬石、生入腹。破人心肝。亦禁水。　商陸、以水服。殺人。　葶藶子、傅頭瘡。藥成入腦。殺人。　水銀、入人耳及六畜等、皆死。以金銀着耳邊。水銀即吐。　苦練無子者、殺人。

凡諸毒多是假毒。以投元知時。宜煮甘草、薺苨、汁飲之。通除諸毒藥。

苦練疑為藥名

以投元知時不知何義

毛展禽　曹上達校印
劉仲芳　劉芥青校字
胡海槎書　崇燊公印

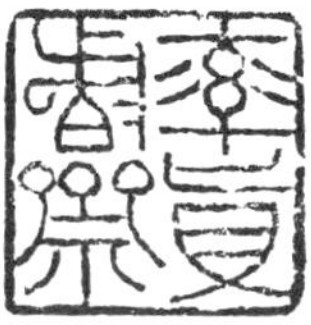

图书在版编目（CIP）数据

涪陵古本仲景伤寒杂病论 /（汉）张仲景著 ；熙霞子，姚建飞整理．-- 北京 ：中国中医药出版社，2021.12
ISBN 978-7-5132-6532-4

Ⅰ．①涪… Ⅱ．①张… ②熙… ③姚… Ⅲ．①《伤寒杂病论》Ⅳ．① R222.1

中国版本图书馆 CIP 数据核字（2020）第 227675 号

中国中医药出版社出版
北京经济技术开发区科创十三街 31 号院二区 8 号楼
邮政编码 100176
传真 010-64405721
山东临沂新华印刷物流集团有限责任公司印刷
各地新华书店经销

开本 787×1092 1/16 印张 21.5 字数 111 千字
2021 年 12 月第 1 版 2021 年 12 月第 1 次印刷
书号 ISBN 978-7-5132-6532-4

定价 108.00 元

网址 www.cptcm.com

服务热线 010-64405510
购书热线 010-89535836
维权打假 010-64405753

微信服务号 zgzyycbs
微商城网址 https://kdt.im/LIdUGr
官方微博 http://e.weibo.com/cptcm
天猫旗舰店网址 https://zgzyycbs.tmall.com

如有印装质量问题请与本社出版部联系（010-64405510）